Joachim H. Angerstein / Peter Köhler

Schlank nach Wunsch mit
Apfelessig

Die Drei-Wochen-Kur

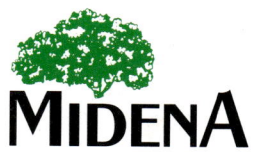

MiDenA

Inhalt

**Individuelle Essig-
rezepte helfen
Ihnen, Ihr
Wunschgewicht
zu erreichen.**

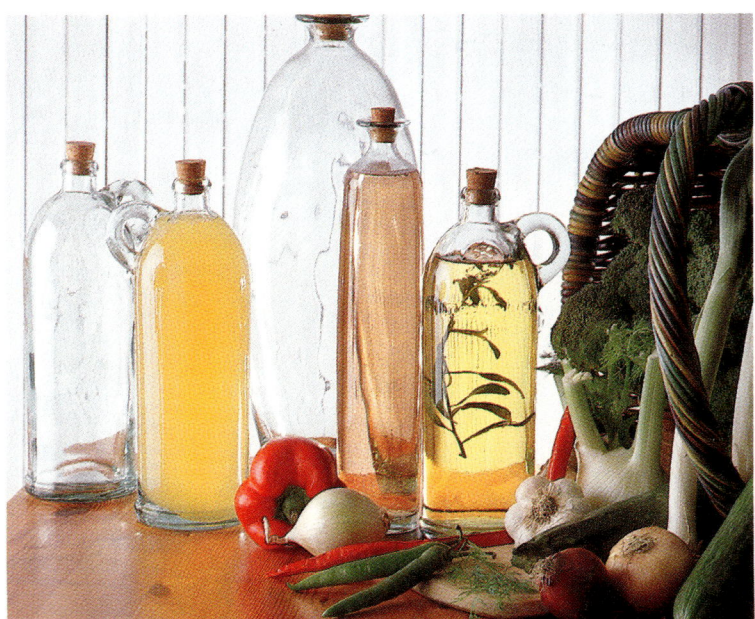

Die Vitamine im Kopfsalat unterstützen das Immunsystem, sein Magnesium die Leistungsfähigkeit des Herzens.

Inhalt

**Ein phantasie-
volles Essen pflegt
Körper und Geist.**

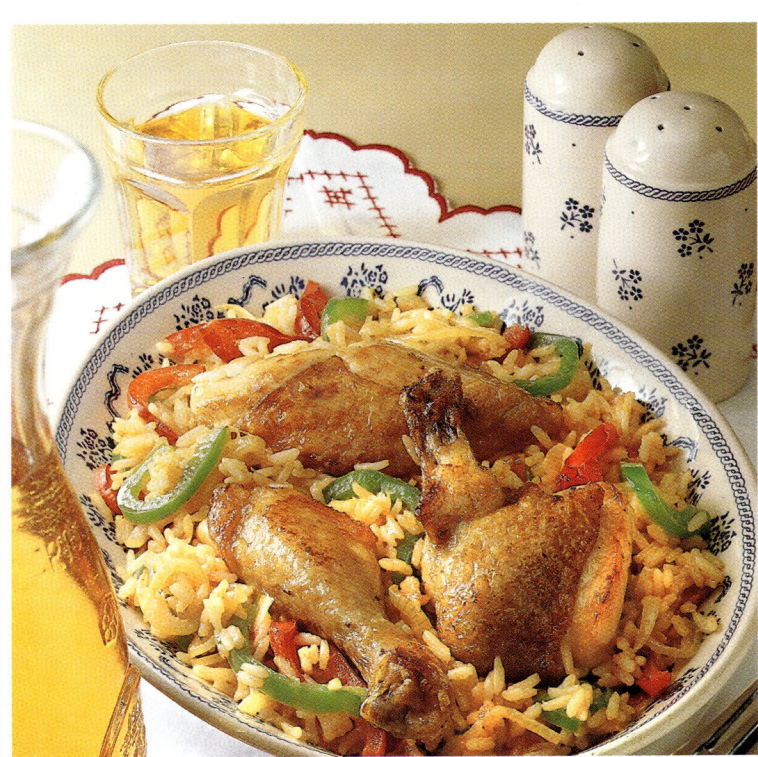

Der Blick auf die Waage sollte Ihr Körpergefühl nicht beeinträchtigen.

Vorwort

Apfelessig ist ein ur-altes Naturheilmittel, das auch bei Über-gewicht hilfreich sein kann. Wenn Sie regel-mäßig vor den Mahl-zeiten Apfelessig zu sich nehmen, wird es Ihnen und Ihrem Kör-per leicht fallen, Fett-polster abzubauen.

Immer mehr Menschen tragen zu viele Pfunde mit sich herum, sogar Kinder und Jugendliche. Diesem Problem kann man nicht mit schnellen Diäten beikommen. Eine dauerhafte Lösung ver-spricht nur die Umstellung der Ernährungsgewohnheiten und ein verändertes Bewusstsein dem Körper gegenüber.

Natürliches Fitnessprogramm unserer Vorfahren

Die Ursachen für die häufiger auftretenden Gewichtsprobleme sind vielfältig. Unsere Vorfahren lebten im Einklang mit der Natur und es bestand ein Gleichgewicht zwischen Bedarf und Angebot. Jede Jahreszeit bot die ihr eigenen Nahrungsmittel, sodass der Speiseplan ganz von selbst abwechslungsreich war. Vor dem Winter speicherte der Körper zum Schutz vor der na-henden Kälte mehr Fett. Bis zum Frühjahr waren diese Fett-depots durch Kälte und Nahrungsmangel aufgebraucht. Auch die regelmäßige Bewegung durch die täglichen, zum Teil schweren körperlichen Arbeiten sorgte dafür, dass man nicht so leicht Fett ansetzte.

Träge durch Fortschritt

Heute hat unser Körper zwar all diese Mechanismen beibehal-ten, doch wir können mit einem minimalen körperlichen Auf-wand unseren Alltag bewältigen. Autos, Waschmaschinen, Computer und andere technische Geräte verschaffen uns den zweifelhaften Luxus der Bequemlichkeit. Auch unsere Nah-rung müssen wir uns nicht mehr »erarbeiten«, sondern können sie bequem im Supermarkt einkaufen. Ein weiterer Faktor sind die veränderten Essgewohnheiten. Denn zu einer vernünftigen Ernährung gehören nicht nur gesunde Lebensmittel, sondern auch eine entsprechende Einstellung.

Ein Dschungel von Diäten

Wer unter Übergewicht leidet und abnehmen will, sieht sich einem undurchdringlichen Diätendschungel gegenüber. Viele »Wunderdiäten« versprechen den schnellen Erfolg, den sich jeder wünscht. Doch vor allem nach radikalen Fastenkuren und Diätprogrammen setzt der Organismus alles daran, die ganz oder teilweise geleerten Fettzellen wieder zu füllen. Dadurch nimmt man nach einer Diät oft recht schnell wieder zu – und zwar mehr, als man abgenommen hat. Die nächste Diät ist fällig, danach hortet der Körper wieder, eine weitere Diät folgt.

Mit kalorienreduzierter Normalkost ist es gar nicht schwer, das erreichte Gewicht nach der Diät zu halten.

Vernünftig und dauerhaft abnehmen

Wir haben keine neue »Wunderdiät« erfunden, sondern stellen Ihnen in diesem Buch eine erfolgreiche Methode zum dauerhaften Abnehmen vor: Eine kalorienverminderte Normalkost, deren Wirkung durch die Enzymkraft des Apfelessigs deutlich verstärkt wird. Ganz wichtig und anfänglich etwas unangenehm ist dabei allerdings das Kalorienzählen. Der Apfelessig hilft bei dieser Normalkost nicht nur abzunehmen, sondern wirkt sich insgesamt positiv auf den Körper aus.

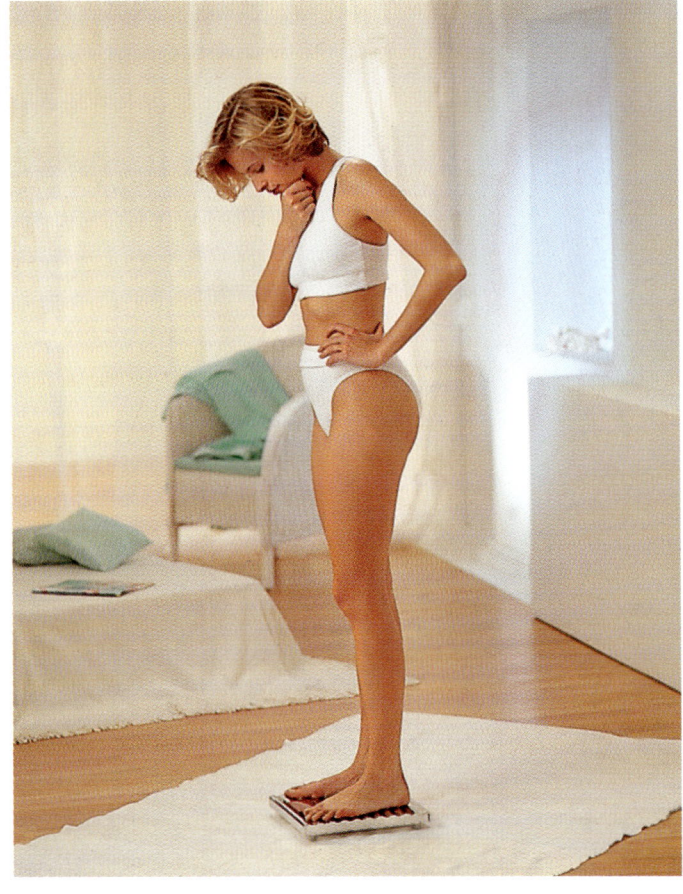

7

Abnehmen mit Apfelessig

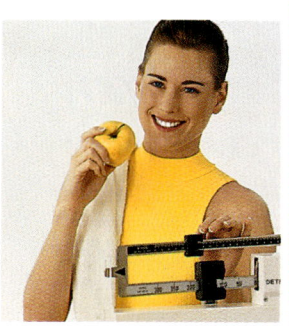

Störendes Übergewicht hat sich meist über einen längeren Zeitraum entwickelt und es dauert auch relativ lange, es wieder abzubauen. Lassen Sie sich und Ihrem Körper deshalb diese Zeit, sich auf eine neue Ernährungsweise und Lebensform umzustellen. Als Belohnung werden Sie auf Dauer von Ihren Gewichtsproblemen befreit sein.

Apfelessig ist kein Wundermittel, er tut dem Körper aber in vielerlei Hinsicht gut: Das körperliche Wohlbefinden wird verbessert und die Diät unterstützt.

Es ist sehr wahrscheinlich, dass einmal gebildete Fettzellen für immer erhalten bleiben. Man kann lediglich ihre Füllung reduzieren.

So reagiert unser Körper

Diäten, bei denen man schnell Gewicht verliert, sind letzten Endes wirkungslos, da sie nur den so genannten Jo-Jo-Effekt hervorrufen. Der Körper ist so darauf bedacht, die geleerten Fettzellen wieder zu füllen, um für neue »Hungerzeiten« gerüstet zu sein, dass er sogar Muskelgewebe opfert. Eine klinische Langzeituntersuchung ergab, dass man nach einer längeren Abnehmdiät nicht nur mehr Gewicht wieder aufbaut, sondern sich auch das Verhältnis von Fett und Muskelmasse zu Gunsten der Fettdepots verschiebt. Wo vor der Diät noch festes Muskelfleisch war, sitzen jetzt zählebige, weiche Speckpolster.

Keine Radikaldiäten

Auch der Darm reagiert auf derartige Diäten. Wenn ihm weniger Nahrung zugeführt wird, ist er bestrebt, das, was er bekommt, immer vollständig bis zum letzten verwertbaren Molekül abzubauen. Diese Eigenschaft behält er auch nach der Diät bei, wenn der Körper längst wieder seine gewohnten, normalen Nahrungsmengen und damit genügend oder schon wieder zu viel Energie zugeführt bekommt. So wird das Abnehmen von Fastenkur zu Fastenkur, von einer Diät zur nächsten zunehmend schwieriger.

Die Konsequenz kann deshalb nur lauten: Finger weg von jeder Diät, die unter 1200 Kalorien liegt. Denn der kurzzeitige schnelle Gewichtsverlust muss auf lange Sicht mit einem noch höheren Gewicht bezahlt werden.

Die beste und nach Auffassung aller seriösen Ärzte und Ernährungswissenschaftler einzig wirklich erfolgreiche Methode zum Abnehmen und dauerhaft konstanten Gewicht ist eine kalorienverminderte Normalkost, die ein Leben lang schmeckt, die schlank macht und den Körper gesund hält.

Eiweiß als Dickmacher

Werden dem Körper zu viel Fett oder Kohlenhydrate zugeführt, dann wird die überschüssige Energie, die darin enthalten ist, in Speicherfett umgebaut und als Speck eingelagert. Doch wer als Alternative mehr Eiweiß zu sich nimmt, ist dem Problem auch nicht entgangen. Denn die Leber spaltet Stickstoff aus dem Eiweiß ab und macht es dadurch ganz einfach zu Kohlenhydraten, die wiederum zu Übergewicht führen können. Der abgespaltene Stickstoff wird zudem in Harnstoff verwandelt, der unter anderem zum Auftreten von Arthrosen, Gicht und Rheuma beitragen kann.

Veraltete »Energiepolitik«

Ein besonderes Problem sind die jahreszeitlich bedingten Schwankungen im Stoffwechsel und der »Energiepolitik« unseres Körpers. Denn er verhält sich noch genauso wie früher, als unsere Vorfahren in freier Wildbahn lebten: Wenn es auf die kalte Jahreszeit zugeht, wird der Körper zum besseren »Futterverwerter«. Aus einer gleich bleibenden Nahrungsmenge

Wer sein Übergewicht auf Dauer loswerden möchte, muss keine drastischen Diäten auf sich nehmen – im Gegenteil. Am wirksamsten ist eine normale, ausgewogene Ernährung mit verminderter Kalorienanzahl.

holt er bei der Verdauung die optimale Energiemenge heraus und bildet Fettpolster. So kommt es zu Gewichtszunahmen, die sich häufig bis zum Frühjahr nicht zurückbilden können, weil wir uns ja auch im Winter gut ernähren und in geheizten Häusern nicht unter energiezehrender Kälte leiden. Wir haben also keinen höheren Energiebedarf, wie dies in früheren Zeiten noch der Fall war.

Doch auch diese Schwankungen der Nahrungsverwertung können Sie mit einer vernünftigen Lebensweise in den Griff bekommen. Besonders frische Kräuter und der enzymhaltige Essig helfen Ihrem Körper in seinem natürlichen Bestreben, im Frühjahr den Speck wieder abzubauen.

Früh übt sich ...

Wenn Ihr Kind nicht essen will, lassen Sie es; vielleicht hat es gerade einfach keinen Hunger. Doch geben Sie ihm konsequent bis zur nächsten Mahlzeit keine Süßigkeiten oder Kekse.

Einige längst überholte Ansichten halten sich allen ernährungswissenschaftlichen Erkenntnissen zum Trotz hartnäckig an unseren Esstischen – vor allem Kinder bekommen sie häufig zu hören. Sätze und Sorgen wie: »Kind, du musst essen. Sonst wirst du nicht groß und stark« oder: »Mein Kind isst so schlecht, wenn es einmal krank wird, hat es keine Reserven« führen leider nur zu überflüssigen Pfunden. Tatsächlich besteht in unseren Breiten keine Gefahr für Kinder, die ganz normal essen, wenn man von extrem seltenen Stoffwechselkrankheiten einmal absieht. Und Kriege oder Hungersnöte, die zu ernährungsbedingten Krankheiten führen könnten, sind glücklicherweise alles andere als wahrscheinlich.

Essen als Ersatzbefriedigung

Schädliche Spätfolgen hat auch ein weit verbreitetes, gutgemeintes Verhalten vieler Mütter. Schreiende Säuglinge, denen sofort die Flasche oder die Brust angeboten wird, speichern bald in ihrem Unterbewusstsein: »Wenn ich schreie, kommt jemand, kümmert sich um mich und füttert mich.« Diese

Gewissheit wirkt sich bis ins Erwachsenenalter aus, wenn man aus alter Gewohnheit isst, um sich zu trösten oder abzulenken.

Gesunde Kinder, die nicht zum Essen gezwungen werden, und die nicht mit Essen und Süßigkeiten belohnt werden, verlangen nur dann nach Nahrung, wenn sie wirklich Hunger haben. Für sie ist Nahrung das, was sie sein soll: Energielieferant und kein Liebesersatz und auch keine Droge gegen Stress, Traurigkeit oder Enttäuschung.

Nicht zuletzt wird heute immer noch werdenden Müttern geraten, sie müssten für zwei essen. Auch das ist falsch und kann den Grundstein für Übergewicht bei Mutter und Kind legen.

Essen löst meist eine gewisse Befriedigung aus und hebt die Stimmung. Achten Sie aber auf kalorienärmere Lebensmittel, die genauso gut befriedigen und glücklich machen können wie Kalorienbomben.

Tipps für besorgte Mütter

✳ Ein gesundes Kind verhungert nicht. Und es macht sich mit Sicherheit bemerkbar, wenn es Hunger hat.

✳ Wenn Ihr Kind einigermaßen vernünftig ernährt worden ist, weiß sein Organismus, was er braucht, und das Kind entwickelt instinktiv Vorlieben für bestimmte Obst- und Gemüsesorten.

✳ Freuen Sie sich, wenn Ihr Kind z.B. mit Begeisterung rohe Zwiebeln isst, so wie andere einen Apfel essen, oder wenn es sein Taschengeld lieber in Obst investiert als in Schokolade. Das ist bei gesund ernährten Kindern völlig normal.

Kinder essen in der Regel gerne – vor allem, wenn Essen Spaß macht und nicht mit Druck oder Zwang verbunden ist.

✳ Es kann sogar vorkommen, dass Ihr Kind rohes Fleisch haben möchte. Bei ausgewogen und richtig ernährten Kindern zeigt der Körper durch dieses Verlangen, dass ihm roter

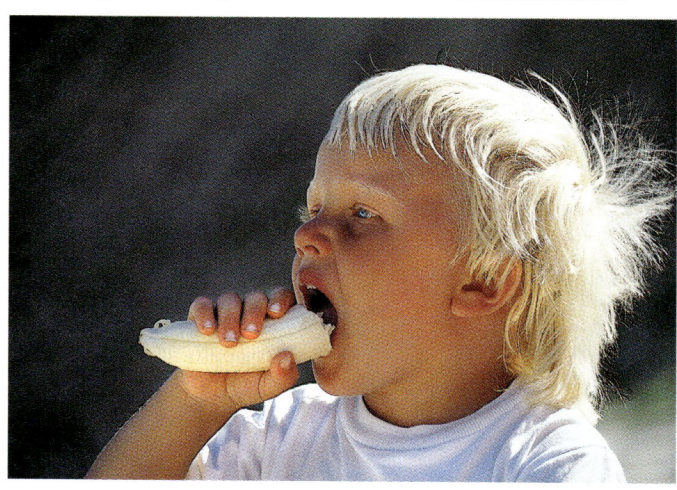

Keine Sorge: »Pubertätsspeck« wächst sich ganz von alleine aus und muss deshalb nicht mit Diäten bekämpft werden.

Blutfarbstoff fehlt. Wenn Sie wissen, woher Ihr Fleisch kommt, lassen Sie Ihrem Kind ruhig seinen Willen. So lernt es schon sehr früh, auf seinen Körper zu hören.

✳ Erziehen Sie Ihr Kind zur Rohkost, aber bitte nicht zu streng. Bis zu 30 Prozent der Nahrung sollte eiweißarme Normalkost sein. Damit verringern Sie die Gefahr, dass Ihr Kind beim Essen außer Haus mit Verdauungsproblemen oder sogar Vergiftungserscheinungen reagieren könnte.

Figurprobleme in der Pubertät

Mit Beginn der Pubertät fangen die meisten Kinder an, etwas mehr zu essen. Der so entstehende »Pubertätsspeck« verliert sich meist wieder, wenn der Körper in der letzten Streckphase ein gutes Stück wächst. Kommt es in dieser Zeit zu Eingriffen in die stark hormonell gesteuerte Entwicklung, z. B. durch die Antibabypille, kann es passieren, dass der Pubertätsspeck bis ins Erwachsenenalter bleibt, weil die Hormone seine Rückbildung verhindern.

Für junge Mädchen ist es wichtig, das in den Medien und in der Werbung vorgeführte Schönheitsideal kritisch zu hinterfragen.

Vor allem junge Mädchen entwickeln häufig das Gefühl, sie seien viel zu dick und achten übermäßig auf ihre Figur. In extremen Fällen besteht sogar die Gefahr, in eine Magersucht abzurutschen, insbesondere wenn psychische Probleme hinzukommen. Dem von der Werbung propagierten Schönheitsideal entspricht kaum ein »normaler Mensch«. Trotzdem eifern viele ihm nach. Und für manche Mädchen beginnt schon früh die lange Wanderung durch Diäten und Abmagerungskuren.

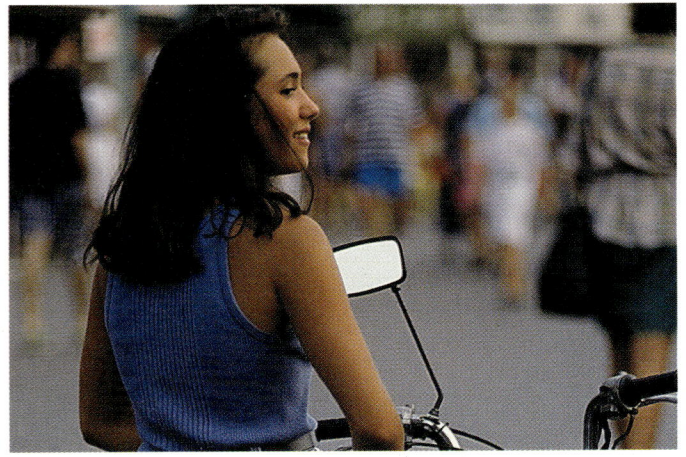

Was macht Apfelessig so gesund?

Unsere Urahnen, die in freier Wildbahn lebten, hatten keine Probleme mit Fettpolstern. Sie ernährten sich überwiegend von Blättern und zu einem geringeren Teil von Früchten. Eine Rohkost also, die reich war an Vitaminen, Mineralien, Spurenelementen und Enzymen, welche eine übermäßige Fettspeicherung verhinderten. Zudem enthielt diese pflanzliche Kost wenig Fett und Eiweiß, folglich auch wenig Kalorien, und konnte deshalb gar nicht dick machen.

Ein enzymreiches Getränk

Die Tropenkost von Urwaldbewohnern, die sich direkt von Bäumen und Sträuchern ernähren, steht uns heutzutage leider nicht mehr zur Verfügung. Selbst eingeflogenes Gemüse und Obst hat bereits bis zu zwei Drittel seiner Vitalstoffe eingebüßt. Eingelagertes Gemüse und Obst mag noch so frisch aussehen, doch kann man den Verlust an aktiven Enzymen bereits daran erkennen, dass es sich nicht zersetzt. Mithilfe des enzymreichen Essigs können wir dieses Manko zu einem großen Teil wieder ausgleichen.

Jedoch ist Vorsicht geboten, denn Enzyme unterstützen die Verdauung. Die Nahrung wird folglich besser verwertet. Wenn Sie also Apfelessig mit Mehlprodukten und tierischen Fetten kombinieren, nehmen Sie entsprechend zu.

Essig macht nicht sauer

In Verbindung mit einem möglichst hohen Anteil an Obst und rohem oder schonend gegartem Gemüse vermag der Apfelessig dagegen seine fettstoffwechselanregende und fettabbauende Kraft voll zu entfalten.

Wenn Sie sich ausführlicher zu diesem Thema informieren möchten, empfehlen wir unsere Essig-Hausapotheke (siehe Literaturangaben, Seite 94). An dieser Stelle beschränken wir

Obwohl Apfelessig sauer ist, führt er keineswegs zu einer Übersäuerung des Körpers. Dies verhindern die zahlreichen basisch wirkenden Mineralstoffe, die in diesem wertvollen Getränk enthalten sind.

uns darauf zu beschreiben, wie Apfelessig dabei hilft, auf eine Normalkost umzusteigen, mit der Sie Ihr Gewicht reduzieren und danach auch halten können.

In sinnvollen Mengen genossener Essig macht nicht sauer, wie man vermuten möchte. Er führt unserem Körper vor allem die basischen Anteile und Enzyme der Pflanzen in optimal verwertbarer Weise zu. Somit begünstigt Apfelessig das gesundheitsfördernde basische Milieu in unserem Körper.

Essigsäure selbst ist für unseren Organismus nichts Fremdes. Viele Stoffwechselprozesse unseres Körpers können ohne den von unserem Körper sogar selbst gebildeten Essig gar nicht ablaufen.

Inhaltsstoffe unserer Nahrung

Darmstörungen und -beschwerden sind heute ein weit verbreitetes Übel. Denn zu wenig Bewegung und einseitige Ernährung wirken sich ungünstig auf unser Verdauungssystem aus: Der Darm wird zunehmend träge.

Die richtige Nahrung lädt nicht nur ihre Kalorien in unserem Blut ab, sie enthält zudem Informationen für eine bessere Funktion aller Körperzellen und kann sie erfolgreich zur Selbstheilung anregen.

Die meisten Menschen haben aufgrund des hohen Anteils an fett- und eiweißreicher gekochter Nahrung ein geschwächtes Verdauungssystem. Unser Verdauungssystem hat keine Schwierigkeiten, die leicht verdaulichen Kohlenhydrate und Fette aus der gekochten Nahrung aufzunehmen. Mit den eigentlichen Lebensträgern, den Vitaminen, Mineralien, Spurenelementen, speziellen Eiweißverbindungen sowie einer Reihe weiterer Stoffe tut sich unser Verdauungssystem jedoch schwer.

Kochkost und schlecht verdaute Rohkost führen im Darm zu Fäulnis- und Gärungsvorgängen. Als Folge treten Störungen in der Bakterienbesiedlung und chronische Darmschleimhautentzündungen auf. Die Funktion der Darmschleimhäute als Sperre gegenüber nicht benötigten Nährstoffen wird nachhaltig beeinträchtigt.

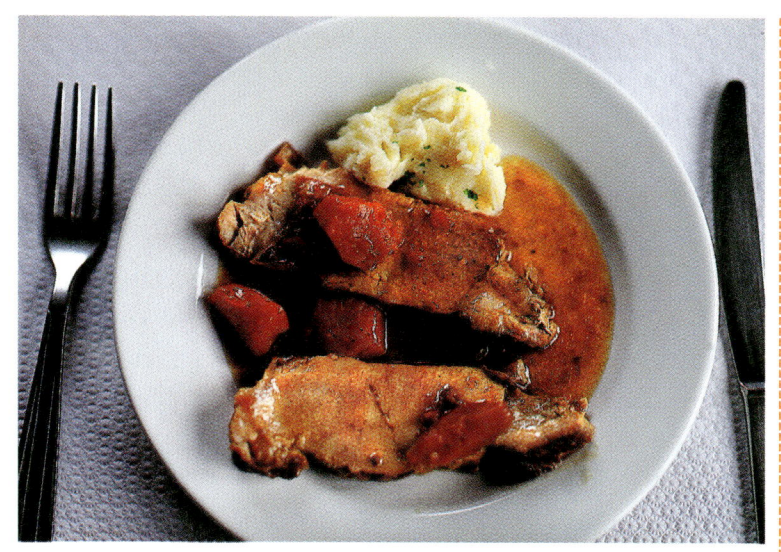

Wer regelmäßig fett- und eiweißreiche gekochte Nahrung zu sich nimmt, muss mit Störungen im Verdauungssystem rechnen. Denn der Darm tut sich schwer, diese Stoffe zu verarbeiten.

Trotz Mangels zu dick

Übergewicht ist deshalb eigentlich ein Zeichen von Mangel. Neueste naturwissenschaftliche Analyseverfahren bestätigen diese Aussage. Dem Zuviel an gut genährten Fettzellen steht ein Mangel an Vitaminen – vor allem Vitamin B6, Pantothensäure, Vitamin B12, Cholin und Vitamin C – gegenüber.

Mangelhaft ist oft auch die Versorgung mit Folsäure, Karnitin, Linolsäure, Lysin, Methionin und Taurin, den wichtigsten Substanzen für den fettabbauenden Stoffwechsel. Sie werden entweder mit der Nahrung aufgenommen oder im Körper selbst gebildet – allerdings nur, wenn die entsprechenden Grundbausteine mit der Nahrung zugeführt werden.

Kalzium, Magnesium, Mangan, Kupfer und Jod spielen ebenfalls eine entscheidende Rolle für einen raschen Fettabbau. Sogar spezielle Fettsäuren, die teilweise über die Nahrung zugeführt werden müssen, helfen, die Fettspeicher zu leeren.

Wissenschaftliche Untersuchungen der letzten Jahre belegen, dass genau diese Stoffe bei Menschen, denen das Abnehmen einfach nicht gelingen will, Mangelware sind. Die Ergeb-

Apfelessig versorgt den Körper mit wichtigen Mineralstoffen und regt den Stoffwechsel an. Außerdem trägt die Essigsäure zu einer intakten Darmflora bei, die ganz entscheidend für unser Wohlbefinden ist.

nisse sind so eindeutig, dass man mit Sicherheit davon ausgehen kann, hier den wirklichen Schlüssel für das Problem der Übergewichtigkeit gefunden zu haben.

Nimmt jemand trotz einer ausgewogenen Ernährung mit viel Rohkost und anderen empfehlenswerten Nahrungsbestandteilen zu, so kommen zwei Hauptursachen infrage:

✳ Es liegt eine Störung bei den Verdauungssäften von Magen, Zwölffingerdarm oder Darm vor. Die Nahrung wird folglich nicht ausreichend aufgeschlossen.

✳ Die Nahrung selbst enthält immer noch zu wenig von den Bestandteilen, die für einen geordneten Fettstoffwechsel erforderlich sind.

Die Lösung: Apfelessig

Obwohl in unseren Breitengraden alle Lebensmittel im Überfluss vorhanden sind, leiden viele Menschen an einer Unterversorgung mit bestimmten Stoffen. Und es ist nur scheinbar ein Widerspruch, dass gerade die Übergewichtigen besonders davon betroffen sind.

In beiden Fällen kann Apfelessig helfen, da er selbst Verdauungsenzyme enthält und die Produktion körpereigener Enzyme anregt. Ebenso vermag er fehlende Vitamine, Mineralien und Spurenelemente zu ergänzen. Dies erklärt, weshalb Apfelessig ein wirksames Mittel gegen die Neigung zu übertriebener Fettspeicherung ist.

Wenn Sie sich bewusst machen, dass schon der kleinste Mangel an Wirkstoffen in unserem Körper zu krankhaften Reaktionen führt, so wird klar, warum seit über hundert Jahren die Heilkraft des Apfelessigs gerühmt wird. Dem Essig scheint es in einmalig sanfter Weise zu gelingen, die lebenswichtigen Wirkstoffe in schonendster Weise aus den Wirkstoffträgern herauszulösen. Dadurch sind sie sehr gut verwertbar für alle Prozesse unseres Körpers.

Die günstige direkte Wirkung der Essigsäure auf den Gefäßstoffwechsel ist inzwischen vielfach belegt. Sowohl die lebensfeindlichen freien Radikale als auch die ungünstigen Eiweiß- und Fettablagerungen werden vom Essig und seinen Begleitstoffen zumindest in ihrer Schädlichkeit gemildert.

So wirkt Apfelessig

Wenn Sie regelmäßig Apfelessig zu sich nehmen, tun Sie sich und Ihrem Körper nur Gutes. Sie werden vielleicht verblüfft sein, wie vielfältig Apfelessig in seiner Wirkung ist, wo er doch ein so schlichtes Nahrungsmittel zu sein scheint. Bisherige wissenschaftliche Untersuchungen belegen folgende Wirkungen:

Apfelessig hält gesund und jung, hilft, überschüssige Fette abzubauen und neue, überflüssige Fetteinlagerungen zu verhindern.

✳ Apfelessig unterstützt in milder Weise die Nierenfunktion, den Fettabbau und die Ausscheidung von Körpergiften über den Darm.

✳ Im Darm wirkt er regulierend auf die lebenswichtige Darmflora ein und hemmt giftproduzierende, krankmachende Keime.

✳ Gärungs- und Fäulnisprozesse im Darm werden als Folge der vollständigeren Verdauung, die Apfelessig bewirkt, verhindert.

✳ Darmentzündungen, die die unnötige Fettaufnahme durch den Darm begünstigen, werden positiv beeinflusst.

✳ Bei ausreichender Dosierung haben Sie einen geruchsarmen Stuhlgang.

✳ Apfelessig unterstützt die Bildung der meisten für die Verdauung wichtigen Enzyme.

✳ Er regt den Stoffwechsel an und erhöht die Elastizität aller Gewebe.

✳ Apfelessig macht das Blut fließfähiger, die roten Blutkörperchen werden elastischer.

✳ Das Immunsystem wird mild stimuliert, dabei aber nie überreizt.

✳ Wunden und entzündliche Prozesse heilen durch Apfelessig schneller ab.

✳ Rohkost und auch Kochkost können besser aufgeschlossen werden.

✳ Apfelessig wirkt antibakteriell, damit auch geruchstilgend und erfrischend.

17

Essigrezepte zum Abnehmen

In einigen Fällen wurde festgestellt, dass mit Essig behandelte Pflanzen scheinbar etwas anders wirken, als es in Kräuterbüchern erwähnt wird. Wundern sie sich daher nicht über ungewöhnliche Rezepturen.

Durch Krankheiten zeigt der Körper, welche Wirkstoffe ihm fehlen und welche er nicht in ausreichender Weise erhält oder nicht genügend aufschließen kann. Wenn Sie dem Essig also jene Pflanzen zusetzen, die genau diese Krankheiten positiv beeinflussen, so haben Sie mit Sicherheit genau jene Stoffe ausgewählt, die Ihr Körper braucht.

Doch vergessen Sie nicht: Selbstverständlich kann auch der beste Essig kein Ersatz für Frischkost sein. Denn Alkohol und Essig zerstören sogar manche der Wirkstoffe, die wir mit der unbehandelten rohen Nahrung aufnehmen.

Individuelle Essigmischungen

Auch wenn es Spaß macht, so haben doch die meisten weder Zeit noch Möglichkeit, Apfelessig selbst anzusetzen. Sie sollten ihn aber nicht einfach im nächsten Supermarkt kaufen. Versuchen Sie, bei einem Winzer Ihres Vertrauens oder im Reformhaus beziehungsweise Naturkostladen, einen qualitativ hochwertigen Apfelessig zu erhalten.

Die Bezeichnung »Durch biologische Gärung gewonnen« besagt nichts über die Qualität der Ursprungsmaterialien. Lassen Sie sich dadurch nicht in die Irre führen.

Trotzdem können Sie Ihre individuelle Essigmischung herstellen, indem Sie bestimmte Zusätze hinzufügen. Am schnellsten geht es, wenn Sie die von uns vorgeschlagenen Heilkräuter, Gewürze, Obst- und Gemüsesorten direkt mit dem Essig mischen. Pro Flasche von 0,75 bis 1 Liter Essig mit fünf oder sechs Prozent Säure brauchen Sie etwa 60 Gramm getrocknete Kräuter oder Gewürze.

So wird's gemacht

Frischkräuter, Wurzeln etc. mit dem Wiegemesser möglichst fein zerkleinern. Sie brauchen davon etwa 150 Gramm pro Flasche Essig. Gemüse und Obst entsaften Sie vorher und verwenden nur den Trester, dem Sie wieder etwas Saft zugeben, damit ein homogener Brei entsteht. Wenn Sie besonders schonend vorgehen wollen oder keinen Entsafter haben, zerkleinern Sie das Fruchtfleisch gründlich mit einer feinen Reibe und pressen den Saft ab. Sie benötigen 250 Gramm des feuchten Tresters pro Flasche.

Kräuter, Gewürze, Obst- oder Gemüsebrei geben Sie in eine ausreichend große Flasche. Sie sollte weithalsig sein, damit Sie alles problemlos einfüllen und nach der Reife mit einem Löffel direkt aus der Flasche entnehmen können. Verschließen Sie die Flasche gut und lagern Sie sie bei Raumtemperatur. Der Apfelessig ist nach drei Wochen gebrauchsfertig.

Vorsicht bei allergischen Reaktionen

Heilpflanzen, Gewürze und ätherische Öle können, ebenso wie alle anderen Substanzen, manchmal Allergien auslösen. Da immer mehr Menschen von ihnen betroffen sind, ist Vorsicht geboten, wenn Sie erstmals Zutaten verwenden, mit denen Sie noch keine Erfahrungen gemacht haben.

Bei der Zubereitung der Essigmischung darauf achten, den Essig nicht zu filtern. Denn nur so bleiben alle wichtigen Inhaltsstoffe erhalten.

Bei der Zubereitung von Apfelessig können verschiedene Kräuter verwendet werden – ganz nach persönlichem Geschmack. Wichtig ist nur, dass die frischen Kräuter, im Bild Thymian, mit dem Wiegemesser möglichst fein zerkleinert werden.

Bei der Verwendung hochwertiger Grundstoffe sind Allergien zwar unwahrscheinlich, können aber im Einzelfall dennoch vorkommen. Einige bewährte, selbst durchzuführende Testverfahren finden Sie in unserem Teebaumöl-Praxisbuch (siehe Literaturangaben, Seite 94).

Bei den hier empfohlenen Essigzubereitungen genügt es jedoch, bei eventuellen Beschwerden einfach auf eine andere Essigmischung umzusteigen, die keine Zutat des ersten Essigs enthält. Wir haben es bisher noch nicht erlebt, dass jemand auf eine zweite Mischung allergisch reagierte, es sei denn, er verträgt bereits den Basisessig nicht.

Es ist keineswegs nötig, den eigentlichen Apfelessig selbst herzustellen. Mittlerweile gibt es qualitativ hochwertige Apfelessige zu kaufen. Auf die Qualität kommt es auch bei den Pflanzen, Kräutern u. Ä. an, die dem Essig zugesetzt werden.

Wichtig: Die Qualität der Zutaten

Für die geringen Mengen, die Sie zur Herstellung Ihres Apfelessigs benötigen, sollten Sie auf höchstmögliche biologische Qualität achten. Verwenden Sie nach Möglichkeit nur Zutaten aus biologisch-kontrolliertem Anbau – auch wenn diese etwas teurer sind. Ausgleichen können Sie dies dadurch, dass Sie insgesamt eher weniger Zutaten nehmen: Qualität ist wichtiger als Quantität.

Wenn Sie Kräuter und Gewürze verwenden wollen, über deren Herkunft und Qualität Sie sich nicht sicher sind, sollten Sie diese auf jeden Fall abkochen. Dies widerspricht zwar eigentlich dem Grundsatz, dass in der Apfelessigtherapie möglichst »lebendige« Ursprungsstoffe verwendet werden sollen, aber mit der doch recht häufigen mikrobiellen Belastung durch Keime und Schimmelpilze ist nicht zu spaßen.

Unserem Bestreben, möglichst die gesamte Pflanze oder Frucht mit dem Essig aufzuschließen, weil sich wichtige Wirkstoffe zum Beispiel direkt unter der Schale oder in der Schale befinden, steht der intensive Einsatz von Konservierungs- und Spritzmitteln entgegen. Viele allergische Reaktionen werden durch die darin enthaltenen Chemikalien ausgelöst.

Grundsätze für die Apfelessigherstellung

✳ Jede Zutat sollte grundsätzlich so weit wie möglich durch den Mörser, Fleischwolf oder Mixer zerkleinert werden.

✳ Die angegebenen Mengen gelten immer für 0,75 bis 1 Liter Essig.

✳ Sollte es Ihnen nicht möglich sein, bestimmte Kräuter, Gewürze, Früchte oder Gemüse zu erhalten, so bedenken Sie bitte immer, dass bereits ein einzelner der aufgeführten Stoffe sehr wirksam sein wird. Sie können also durchaus einmal etwas weglassen, ohne gleich eine gravierende Wirkungsminderung zu haben.

✳ Für 0,75 bis 1 Liter Essig benötigt man etwa 60 Gramm Trockenkräuter oder Gewürze bzw. die dreifache Menge an frischen Kräutern. Die Menge des leicht feuchten Frucht- oder Gemüsetresters sollte bei etwa 250 Gramm liegen.

✳ Wenn Sie nicht alle angegeben Heilkräuter, Gewürze, Obst- oder Gemüsesorten bekommen können, erhöhen Sie einfach die Menge der Einzelstoffe so weit, dass Sie die entsprechenden Gesamtmengen erhalten. In den meisten Fällen werden die Wirkstoffe zu gleichen Teilen verwendet.

Die Zubereitung Ihrer persönlichen Essigmischungen wird Ihnen Spaß machen. Erst recht, wenn Sie einmal erlebt haben, wie gut Ihr Körper auf den Apfelessig reagiert.

Die ganze Frische des Gemüsegartens darf – je nach Rezeptur – in die Apfelessigflasche wandern. Lassen Sie sich vom saisonalen Angebot auf dem Markt oder im Gemüseladen inspirieren.

Sollten Sie einzelne Zutaten als Frischkräuter bekommen, so benötigen Sie immer die dreifache Menge davon, also jeweils 60 statt 20 Gramm.

Wer sich für eine Apfelessig-mischung mit Frischobst ent-scheidet, kann sich aus unserer Tabelle seine Lieblingsfrucht-sorte aussuchen. Die Zubereitung eines wohl-schmeckenden Obstessigs ist dann ganz einfach.

Jede Zutat hat volle Wirkung

Die beschriebenen Rezepte enthalten nur Pflanzen, die auch als Einzelpflanzen bereits sehr wirkungsvoll sind. Unseren Rezepturen wurden keinerlei Geschmackskorrigenzien zugesetzt, wie dies bei manchen Tees erforderlich ist, um sie eventuell erst trinkbar zu machen. Schmeckt deshalb eine Apfelessigmischung etwas ungewohnt, so ist dies Teil der Gesamtwirkung und sollte möglichst nicht durch zu starkes Verdünnen oder Mischen mit angenehmer schmeckenden Getränken überdeckt werden.

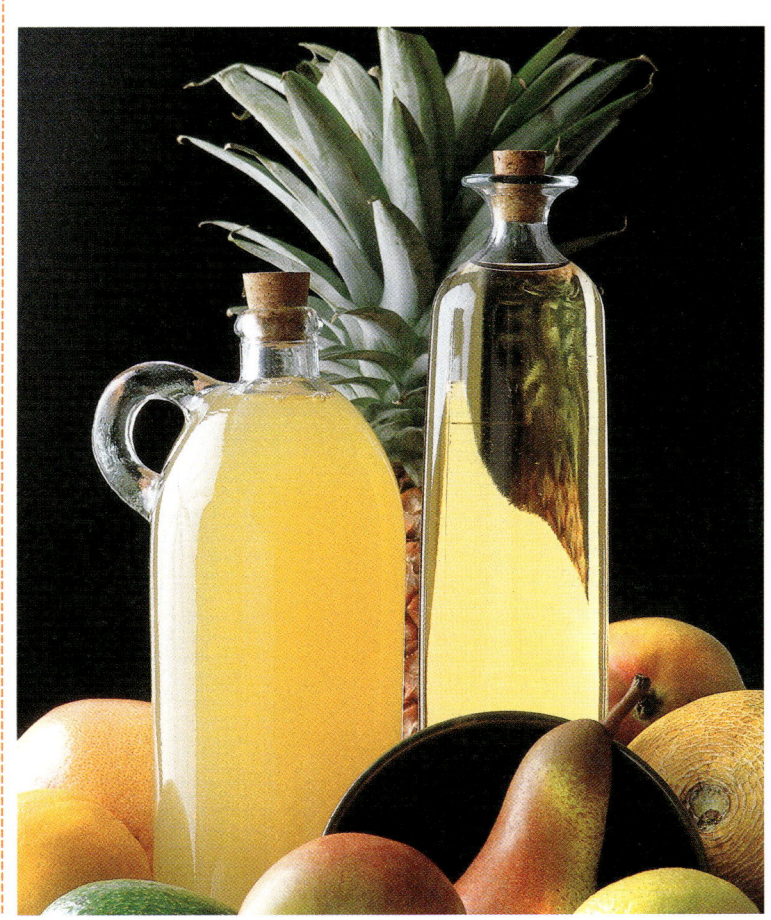

Abnehmessig vor den Hauptmahlzeiten

Der so genannte Abnehmessig reguliert die Fettaufnahme durch den Darm und bremst die Fettspeicherung durch seinen enormen Gehalt an Vitalstoffen.

Natürlich können Sie Abnehmessig in den verschiedenen Mischungen auch vor den Zwischenmahlzeiten einnehmen, wirkungsvoller und besser geeignet ist in diesen Fällen jedoch einer der nachfolgend beschriebenen Sättigungsessige.

Mischungen

* Anis, Chili, (lila) Knoblauch (60 g; zu gleichen Teilen)
* Ananas, Grapefruit, Wassermelone (250 g feuchter Trester; zu gleichen Teilen)
* Labkraut, Sonnenhut, Erdrauch (60 g; zu gleichen Teilen)
* Blasentang, Löwenzahn, Rosmarin (60 g; zu gleichen Teilen)
* Rosmarin, Salbei, Schafgarbe (60 g; zu gleichen Teilen)
* Schafgarbe, Schlehdorn, Wermut (60 g; zu gleichen Teilen)
* Erdrauch, Bibernelle, Brunnenkresse (60 g; zu gleichen Teilen)
* Brunnenkresse, Spitzwegerich, Wegwarte (60 g; zu gleichen Teilen)

Sättigungsessig vor den Zwischenmahlzeiten

Mischungen

* Birke, Frauenmantel, Gänseblümchen (60 g; zu gleichen Teilen)
* Labkraut, Löwenzahn, Weißdorn (60 g; zu gleichen Teilen)
* Labkraut, Sonnenhut, Erdrauch (60 g; zu gleichen Teilen)
* Kürbisfruchtfleisch, Petersilienwurzel, Sellerie (250 g feuchter Trester; zu gleichen Teilen)
* Spargel 80 g, Senf (gemahlen) 30 g, Zwiebel 40 g
* Sellerie, Spargel, Topinambur, Kürbisfleisch (250 g feuchter Trester; zu gleichen Teilen)

Wenn Sie den Abnehmessig vor den drei Hauptmahlzeiten und den Sättigungsessig vor den beiden Zwischenmahlzeiten einnehmen, dann ist das Wirkungsspektrum des Essigs ausgeschöpft. Mehr Essig zu nehmen bringt dann keine zusätzliche Wirkung mehr. Aber natürlich dürfen Sie weiterhin zusätzlich Essig als Speisewürze in der Küche verwenden.

Je nachdem für welche Essigzusätze man sich entscheidet, kann man ganz gezielt auf seinen Körper – und damit auf sein Gewicht – einwirken.

DIE WIRKUNG DER ESSIGZUSÄTZE

Zusatz	Wirkung
Ananas	Entwässernd, bremst die Fettaufnahme im Darm
Anis	Aufbau einer gesunden Darmschleimhaut, hemmt übermäßige Fettaufnahme
Bibernelle	Entwässernd, entzündungshemmend
Blasentang	Regt den Fettstoffwechsel an
Brunnenkresse	Entwässernd, Anregung des Galleflusses
Chili/ Cayennepfeffer	Begünstigt den Abbau des Fettes im Blut und die Ausscheidung des Cholesterins über die Galle
Erdrauch	Entwässernd, Anregung des Galleflusses, mild abführend
Grapefruit	Stabilisierung der Darmflora, regt Fettabbau an
Knoblauch (lila)	Antibakteriell, entzündungshemmend, Beschleunigung des Fettabbaus
Labkraut	Mild entwässernd, vermindert die Fettaufnahme im Darm
Lavendel	Appetithemmend, entwässernd, regt den Fettstoffwechsel an
Löwenzahn	Anregung des Galleflusses und der Darmfunktion, entwässernd
Rosmarin	Heilende Wirkung auf den Verdauungstrakt, in Verbindung mit anderen Kräutern appetithemmend

DIE WIRKUNG DER ESSIGZUSÄTZE

Zusatz	Wirkung
Salbei	Entzündungshemmend, verlangsamt die Umwandlung von Kohlenhydraten in Fette
Schafgarbe	Heilende Wirkung auf den Verdauungstrakt, in Verbindung mit anderen Kräutern appetithemmend
Schlehdorn	Mild abführend, entzündungshemmend
Sonnenhut	Stimuliert die Abwehr
Spitzwegerich	Entzündungshemmend, in Verbindung mit anderen Kräutern unterstützend bei der Gewichtsreduktion
Wassermelone	Anregung des Fettstoffwechsels
Wegwarte	Durch positive Wirkung auf Verdauungsdrüsen gewichtsnormalisierend
Wermut	Durch positive Wirkung auf Verdauungsdrüsen gewichtsnormalisierend

Lavendelessig gegen Hungerattacken

Aus einer französischen Fachklinik habe ich folgendes Rezept mitgebracht, das sich dort bereits seit über hundert Jahren bewährt hat. Sie können damit einen Sättigungsessig herstellen, der besonders vor Zwischenmahlzeiten oder bei Hungerattacken eine hochwirksame Hilfe ist.

Vermischen Sie einen Milliliter oder hundert Tropfen natürliches, rein biologisches Lavendelöl (Lavandula angustifolia in einer Qualitätsstufe, die zur inneren Einnahme geeignet ist! Vorsicht, denn mit Lavendel wird viel gepanscht!) mit 25 Mil-

Lavendelessig ist stark wirksam, trotzdem wurden bisher keine unangenehmen Nebenwirkungen beobachtet, abgesehen von seltenen allergischen Reaktionen auf Lavendel.

liliter oder zwei Esslöffel möglichst frisch gepresstem Zitronensaft. Das Öl sollte sich mit dem Saft gut vermischen lassen, andernfalls etwas mehr Zitronensaft verwenden. Diese Lavendelöl-Zitronensaft-Mischung wird Ihrem fertig gereiften, individuell gemischten Apfelessig zugegeben.

Auch wegen der Kräuterbestandteile sollte der Apfelessig vor der Entnahme immer gut durchgeschüttelt werden.

Dosierung und Anwendung

Abhängig von der jeweiligen Essigmischung und Ihrem Geschmacksempfinden geben Sie einen Teelöffel oder bis zu zwei Esslöffel Essig in ein Glas trinkwarmes Wasser und verrühren es gut. Sie können dieses Getränk auch mit Süßstoff geschmacklich Ihren Vorlieben anpassen.

Nehmen Sie einen Schluck davon und bewegen ihn eine Weile im Mund, dann erst schlucken Sie ihn herunter. Diese Prozedur wiederholen Sie, bis das Glas geleert ist. Das sollte fünf bis zehn Minuten dauern.

Sie werden bemerken, dass die Geschmacksnerven der Zunge anschließend empfindlicher auf Salz und Gewürze reagieren und dass Sie weniger oder gar keinen Hunger mehr verspüren.

Sollte Ihnen der Geschmack des Lavendels oder anderer Zutaten im Mund unangenehm sein, so schlucken Sie die Mischung sofort herunter. Dann warten Sie jedoch bitte zehn Minuten mit dem Essen. Der Essig sollte kein brennendes Gefühl im Magen verursachen. Beginnen Sie mit einem Teelöffel. Steigern Sie die Dosis nur, wenn Ihr Magen sich vor, während und nach dem Essen dadurch wohler fühlt.

Achtung

Sättigungsessige mit Lavendel sollten pro Tag nicht häufiger als zweimal und nur bei starkem Hungergefühl angewendet werden.

Natürlich können Sie die angegebenen Wirkungen auch erzielen, wenn Sie für Ihre Anwendungen reinen Apfelessig ohne weitere Zusätze trinken. Richten Sie sich aber bei der Einnahmemethode unbedingt nach unseren Empfehlungen. Es kann allerdings sein, dass die Wirkungen etwas länger auf sich warten lassen, wenn Sie die Zusätze weglassen.

Einnahmedauer

Den Abnehm- und den Sättigungsessig können Sie so lange einnehmen, wie Sie möchten. Doch mit der Wirkungsergänzung durch das Lavendelöl sollten Sie spätestens nach drei Wochen aufhören. Sie werden dann allein durch Abnehmessig und warmes Wasser die gleiche Wirkung erzielen, weil sich inzwischen ein entsprechender Reflex in Ihrem Körper eingeschliffen hat.

Was ist gesunde Normalkost?

Dick werden fängt beim Frühstück an

Ein gutes Frühstück hält Leib und Seele zusammen und gibt Kraft für den Tag. Stimmt. Nur was ist gut und was tut gut? Das übliche Frühstück besteht fast ausschließlich aus hochkalorischen Nahrungsmitteln wie Marmelade, Wurst oder Käse. Sie lassen den Blutzucker hochschnellen. Dem Organismus bleibt nichts anderes übrig, als ganz schnell einen hohen Insulinstoß ins Blut zu schicken, um die lebenswichtigen Funktionen von Gehirn, Herz, Kreislauf und Stoffwechsel in Ordnung zu halten.

Durch das Insulin wird der Blutzucker aus dem Blut in die Muskel- und Leberzellen geschleust, ebenso Fettsäuren und Eiweißbausteine, die sich dann langsam aber sicher zu Fettdepots entwickeln. Dies hat fatale Folgen: Obwohl unser Nahrungsbedarf gedeckt ist, meldet der Körper nach kurzer Zeit Hunger, weil der Blutzucker zu rasch abgesunken ist.

Pflanzliches Eiweiß ist gesünder

Wer auf Kantinenessen angewiesen ist, hat mit den angebotenen Fleisch-, Wurst- oder Fischgerichten in der Regel bereits seinen Eiweißbedarf für den Tag gedeckt, der bei 0,9 Gramm Eiweiß pro Kilogramm Körpergewicht liegt. Gesünder sind vegetarische Gerichte oder ein bunter Teller von der Salatbar.

Verwenden Sie die vorgeschlagenen Essigmischungen abwechselnd. Sie können dies für immer beibehalten und werden weit über das Abnehmen hinausgehende gesundheitlich positive Wirkungen erzielen.

VOM SPEISEZETTEL STREICHEN

Diese Nahrungsmittel sollten Sie in Zukunft meiden. Sie machen nicht nur dick sondern verstopfen zusätzlich Ihre Gefäße und Zellzwischenräume:

* Mayonnaise, Schmalz und Saucen aller Art
* Fettes Fleisch, fette Wurst und Pasteten
* Fette Käsesorten
* Chips, Torten, Weißbrot
* Limonaden und Colagetränke
* Alkoholische Getränke, besonders hochprozentige

Ein Gramm Fett liefert ca. neun, ein Gramm Kohlenhydrate oder Eiweiß liefern dagegen nur ca. vier Kalorien.

Da Fleisch und Ei das Gleichgewicht der Säurebasen in unserem Körper ins saure Milieu verschieben, ist es notwendig, den Eiweißbedarf überwiegend aus pflanzlichen Lebensmitteln zu decken. Denn sonst drohen Gicht, Rheuma und Arteriosklerose als Folgen der Übersäuerung.

Auch Milchprodukte – mit Ausnahme von Joghurt – bilden Säure, sie enthalten aber keine Purine. Das heißt, sie treiben die Harnstoffwerte nicht so hoch wie Fleisch.

Als Getränke während der Diät eignen sich Wasser, Mineralwasser und naturbelassene, verdünnte Frucht- oder Gemüsesäfte und ungesüßter Tee. Außerdem alkoholfreies Bier oder leichter Tafelwein in geringen Mengen.

Pflege für den Darm

Trinken Sie für Ihre Verdauung täglich bis zu zwei Liter möglichst reines Wasser oder Kräutertee.

Der Stuhlgang soll weich geformt sein, eine mittelbraune Färbung haben, sich leicht entleeren und ein Gefühl des Wohlbefindens hinterlassen. Übelriechender Stuhl ist ein Hinweis auf Verdauungsstörungen, bei denen die Nahrung nicht richtig abgebaut werden kann.

Bei Verstopfung ist die Aufnahme der Nährstoffe im Blut behindert und die Darmbewegung (Peristaltik) blockiert. Deshalb ist ein funktionierender Stuhlgang die wichtigste Voraussetzung für erfolgreiches Abnehmen. Abführmittel sind keine Alternative, da sie die Darmschleimhaut reizen und die Peristaltik erst aufputschen und dann erlahmen lassen. Sinnvoller ist auch hier eine ausgewogene Ernährung wie sie im Rezeptteil dieses Buches beschrieben ist. Dann wirken die Nahrungsmittel selbst verdauungsfördernd und darmreinigend. Wenn Sie sich ergänzend dazu noch körperlich betätigen, dürfte Verstopfung für Sie kaum mehr ein Problem sein.

Es ist außerdem sehr wichtig, dass Sie täglich bis zu zwei Liter möglichst reines Wasser oder leichten Kräutertee trinken, damit der Darminhalt nicht zu stark eingedickt wird. Wenn Sie Blutreinigungstee anwenden wollen, achten sie darauf, dass er keine Sennesblätter oder Sennesblättersamen enthält. Sie reizen besonders stark.

Sollten Sie zu Verdauungsproblemen neigen, werden Ihnen unsere Rezeptvorschläge gut tun, da sie wie von allein Bewegung in einen trägen Darm bringen.

Die empfohlene Flüssigkeitsmenge sind zwei Liter Mineralwasser oder leichter Kräutertee pro Tag.

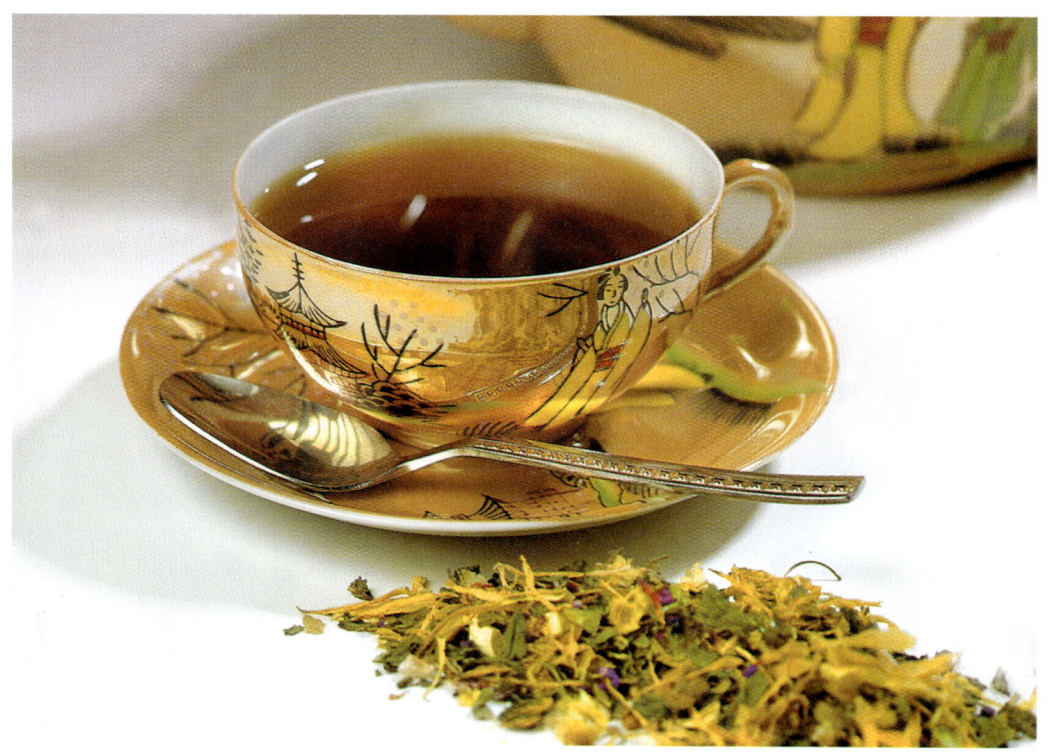

Zucker und Salz vermeiden

Versuchen Sie, öfter einmal auf das Dessert zu verzichten. Vielleicht hilft es, wenn Sie an die Insulinschaukel denken. Auch süßes Obst ist für den Insulinspiegel nicht ganz ungefährlich, wird aber vom Körper langsamer aufgenommen.

Wenn Sie auf Süßigkeiten nicht ganz verzichten wollen, sollten Sie sich an Marmeladen, Schokoladen, Kekse, Eis und Pralinen für Diabetiker halten, die es mittlerweile in großer Auswahl zu kaufen gibt. Sie halten den Blutzuckerspiegel und damit die Insulinschaukel in gut verträglichen Grenzen.

Wenn Sie sich erst einmal mit dem Thema Ernährung beschäftigt haben, werden Sie rasch feststellen, dass es gar nicht schwierig ist, die eigene Kost anders zusammenzustellen. Und mit diesem Wissen wird es auch einfacher, die eigene Psyche in den Griff zu bekommen und gegen Versuchungen gefeit zu sein.

DIE GESUNDE NORMALKOST FOLGT DREI GRUNDREGELN

❋ Alles, was ungesund ist, (Zucker, Weißmehl, Alkohol) sollten Sie meiden.

❋ Nahrungsmittel, wie z.B. Salz, Fett, tierisches Eiweiß, sollten möglichst sparsam verwendet werden, da sie sonst gesundheitsschädlich werden.

❋ Das Zauberwort heißt vital- und ballaststoffreiche Kost.

Verwenden Sie so wenig Salz wie möglich. Es treibt den Blutdruck in die Höhe und belastet Herz und Nieren. In Getreide, Obst, Gemüse, Ei und Vollmilch sind die Bausteine für Salz (Natrium und Chlor) in ausreichender Menge enthalten. Sie sollten daher, so empfiehlt es die Deutsche Gesellschaft für Ernährung (DGE), die Menge von fünf Gramm pro Tag nicht überschreiten. Sehr viel Salz enthalten Brot, Wurst sowie geräucherte Fisch- und Fleischwaren.

Vorbereitung auf die Drei-Wochen-Kur

Wenn Sie noch nicht an Rohkost gewöhnt sind, ersetzen Sie bei den Rezepten für Frischkornbreie erst einmal das angegebene Getreide durch Haferflocken. Vertragen Sie dies gut, schroten

Sie Hafer und Buchweizen. Gibt es auch hiermit keine Probleme, keimen Sie schließlich ganze Körner an. Erst nach diesem Schritt hat sich Ihr Körper umgestellt und ist bereit für die im Rezept angegebenen Getreidesorten.

Falls bei dem von Ihnen ausgewählten Frühstück kein Getreide in Form von Müsli enthalten sein sollte, dann müssen Sie Getreide in irgendeiner Form in einer der beiden Zwischenmahlzeiten einplanen. Aufgrund seiner darmfüllenden Funktion ist der von uns vorgeschlagene Frischkornbrei besonders wertvoll.

Ist die Stuhlgangsfunktion noch nicht ganz stabil, dann sollten Sie Bananen, schwarzen Tee und geriebenen rohen Apfel meiden, dafür aber Pflaumen, Feigen, Birnen, Zwetschgen und Sauerkraut essen. Tauschen Sie dann einfach die in den Rezepten angegebenen Obstsorten entsprechend aus.

Müssen Sie sich erst an Kohlgemüse gewöhnen, beginnen Sie mit bissfest gedünstetem Blumenkohl oder Brokkoli und würzen ihn mit Kümmel, um Blähungen zu vermeiden.

Kauen Sie langsam und gründlich. Essen Sie sich satt, aber lassen Sie sich Zeit dabei. Das Sättigungsgefühl entwickelt sich erst nach ungefähr einer Viertelstunde, d. h. langsamer, als sich die meisten Menschen Zeit zum Essen nehmen.

Umstellung langsam und behutsam

Wollen Sie besonders gesundheitsbewusst sein, können Sie bei der Zubereitung von gekochtem Gemüse kurz vor dem Servieren auch etwas rohes Gemüse zerkleinert dazugeben. Dadurch verbessern Sie die Versorgung mit wichtigen Enzymen, Mineralstoffen und Vitaminen.

Sie sollten Ihren Magen möglichst langsam an die schwerer verdaulichen Kohlsorten wie Grünkohl, Wirsing, Blaukraut, Weißkraut oder Butterkohl gewöhnen.

Auch bei anderen Gemüsesorten tasten Sie sich bitte vorsichtig an die dem Körper ungewohnte Kost heran, um Verdauungsbeschwerden zu vermeiden.

Vermeiden Sie die Kombination von Getreide sowie Milch und frischem Obst, wenn Sie zu Blähungen neigen.

HUNGER BEWUSST WAHRNEHMEN

Essen Sie nur, wenn Sie wirklich Hunger haben. Ein eventuelles Hungergefühl nach Insulinausschüttung (Hunger schon vor dem zweiten Frühstück) lindern Sie mit niederkalorischen Lebensmitteln, z. B. einigen Nüssen, Kernen oder Knäckekleiebrot. Versuchen Sie nie, den Hunger mit etwas Süßem zu stillen.

Die Drei-Wochen-Kur

Machen Sie einen realistischen Plan, wie viel Sie pro Woche abnehmen möchten. 500 bis 700 Gramm genügen!

Die folgenden Rezepte stimulieren die Darmfunktion auf gesunde und natürliche Weise. Gleichzeitig erhöhen sie die Aufnahme der mehrfach ungesättigten Fettsäuren und die Resorption von pflanzlichem Eiweiß.

Das Ziel sind ein bis zwei Darmentleerungen pro Tag. Für eine dreiwöchige Kur zur Einstimmung haben wir jeweils 21 Rezepte für Frühstück, Mittag- und Abendessen entwickelt. Die jeweiligen Mahlzeiten enthalten alle ungefähr die gleiche Kalorienzahl. Daher können Sie die verschiedenen Menüs nach Lust und Laune frei kombinieren. Sie können die Kur mit diesen Rezepten beliebig lange weiterführen, da es sich um eine ausgewogene, kalorienreduzierte Mischkost handelt.

Zucker ist in Getränken natürlich verboten, nehmen Sie als Ersatz Süßstoff. Daher sind für Tee oder Kaffee keine Kalorienangaben zu finden; bei Frucht- oder Gemüsesäften werden selbstverständlich Angaben gemacht.

Apfelessig zum Abnehmen

Vor jeder Hauptmahlzeit trinken Sie ein großes Glas Wasser mit einem Teelöffel Apfelessig. Passen Sie das Getränk eventuell mit einem Spritzer Süßstoff Ihrem Geschmack an. Wenn Sie diese Mischung so warm wie möglich zu sich nehmen und sie so lange, bis sie ungefähr Körpertemperatur erreicht hat, im Mund behalten, sensibilisieren Sie die Geschmacksknospen auf Ihrer Zunge. Dadurch können Sie Gewürze, insbesondere Salz und Zucker einsparen. Zudem werden die Drüsen angeregt, die Verdauungsenzyme bilden.

DAMIT BLEIBEN SIE GESUND

* Salate, Gemüse und Obst (möglichst roh oder nur schonend erhitzt)
* Frische Fische und Meeresfrüchte
* Kartoffeln, Bohnen, Vollkornreis, Vollkorngetreide, gekocht
* Fettarme Milch und

Milchprodukte
* Vollkornbackwaren, Aufläufe etc.
* Mageres Fleisch (0,5 bis maximal 1 Gramm Eiweiß pro Kilogramm Körpergewicht, sonst droht Gefahr der Übersäuerung; die Folgen: Rheuma und Gicht)

Mit dem Apfelessigtrunk vor den Mahlzeiten kann man seinen Körper sozusagen überlisten: Durch das Getränk tritt das Sättigungsgefühl früher ein, was automatisch dazu führt, dass man weniger isst.

Sie sollten den Apfelessig etwa eine Viertelstunde vor der Mahlzeit trinken, wodurch der Beginn der Mahlzeit sozusagen vorgezogen wird. Da sich das Sättigungsgefühl – egal was und wie viel man isst – nach 15–25 Minuten einstellt, werden Sie sich bei dieser Methode schneller satt fühlen und so weniger essen.

Sollte Ihnen das Getränk warm nicht schmecken, so können Sie es auch kalt trinken. Dann allerdings vermindert sich seine Wirksamkeit ein wenig.

Die Wirkung gesunder Normalkost

Wir empfehlen keine Diät, sondern eine gewichtsnormalisierende Kost für das ganze Leben. Sie macht nicht nur schlanker, sondern auch gesünder. In Kombination mit Apfelessig und ausreichender Bewegung ist Ihnen der Erfolg sicher. Diese Kostform trägt zu einer langsamen und anhaltenden Gewichtsreduzierung bei. Bei der von uns ausgewählten täglichen Durchschnittskalorienzahl von 1400 Kalorien und dem optimalen Verhältnis von Kohlenhydraten, Eiweißen und Fetten sind Mangelerscheinungen, die wiederum zu vermehrter Fetteinlagerung führen, ausgeschlossen.

Vitamine, Mineralien und Spurenelemente stehen bei unserer Kost in einem ausgewogenen Verhältnis, sodass der Körper für seinen Stoffwechsel alle notwendigen Grundstoffe hat, um auf die Anregung des Essigs zum Fettabbau reagieren zu können.

Wissenschaftliche Basis

Unsere Vorschläge für eine kalorienreduzierte Normalkost sind so ausgewogen in ihrer Zusammensetzung, dass auch bei längerer Anwendung keine Mangelerscheinungen zu befürchten sind.

Die von uns empfohlene Kostform entspricht den Empfehlungen der Deutschen Gesellschaft für Ernährung, hat also einen wissenschaftlich fundierten Hintergrund. Sie ist als Dauerernährung gedacht. Sollten Sie trotzdem nach einiger Zeit un-

NORMALGEWICHT EINFACH BERECHNET

Statistische Erhebungen an über fünf Millionen Menschen haben ergeben, dass das Normalgewicht eine gewisse Bandbreite hat. Ziehen Sie von Ihrer Körpergröße (in Zentimetern) 100 ab. Liegt Ihr Gewicht zwischen 10 Prozent darunter und 20 Prozent darüber, haben Sie optimale Voraussetzungen, gesund zu bleiben und alt zu werden.

Das bedeutet bei einer Körpergröße von 160 Zentimetern: 160 minus 100 ist 60. Davon ziehen Sie 10 Prozent, also 6 ab. Nun haben Sie die Untergrenze von 54 Kilogramm. Addieren Sie 20 Prozent, also 12 zu 60 dazu, erhalten Sie eine Obergrenze von 72 Kilogramm. Das gesundheitlich unbedenkliche Normalgewicht eines 160 Zentimeter großen Menschen liegt also zwischen 54 und 72 Kilogramm.

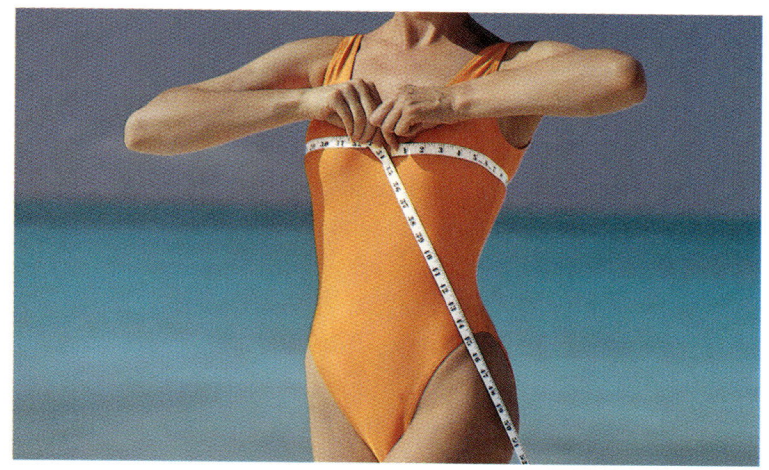

Seien Sie nicht zu kritisch Ihrem Körper gegenüber – auf einen Zentimeter mehr oder weniger kommt es nicht an. Entscheidend ist, dass Sie sich in Ihrer Haut wohlfühlen.

tergewichtig werden, dann erhöhen Sie einfach gezielt die tägliche Kalorienzahl. Sie haben bei der täglichen Zusammenstellung Ihrer Mahlzeiten bereits alles Wichtige über die Nahrungsauswahl gelernt!

Mit großem rechnerischem Aufwand und aus langjähriger Erfahrung in der Betreuung übergewichtiger Menschen haben wir die untere Grenze der Kalorienzufuhr ermittelt: sie beträgt etwa 1200 Kalorien. Weniger essen sollten Sie auf keinen Fall, andernfalls kann es zu dauerhaften Schäden in allen Organsystemen kommen.

Die Fettzellen unseres Körpers sind bevorzugte Ablagerungsstätten für Giftstoffe aller Art, die unser Körper nicht ausscheiden konnte. Mit zunehmendem Fettabbau gelangen die Schadstoffe in die Blutbahn und können zur Ursache unangenehmer körperlicher Reaktionen werden. Auch aus diesem Grund sollten Sie Ihre Fettdepots langsam abbauen.

Holen Sie sich immer den Rat Ihres Hausarztes, wenn körperliche Reaktionen auftreten, die Ihnen unangenehm sind. Er kann Ihnen auch besser als jede Tabelle, die wir hier abdrucken könnten, erklären, welches Gewicht für Sie ganz persönlich sinnvoll ist.

Langsam aber sicher – unter diesem Motto steht die Nahrungsumstellung und -ergänzung durch Apfelessig, die wir vorschlagen: Ziel ist die langfristige Beseitigung von Übergewicht, nicht der rasche Erfolg.

Ausstattung von Speisekammer und Küche

Unsere Rezept-vorschläge sind auch für Berufstätige leicht nachzukochen: Nur wenige Zutaten sollten täglich frisch gekauft, eine ganze Reihe von Lebens- und Nahrungsmitteln kann auch länger gelagert werden.

Für unsere gewichtsnormalisierende Normalkost macht eine gezielte Vorratshaltung durchaus Sinn. Wichtig ist dabei, dass Sie auf schadstoffarme Lebensmittel achten.

Wir unterscheiden generell Lebens- und Nahrungsmittel. Wenn ein zerkleinertes Lebensmittel zum Beispiel noch keimfähig ist, seine Enzyme, Eiweiße und Vitamine also nicht zerstört sind, lebt es noch. Gekochte Nahrung ist, abgesehen vom Mineralanteil, überwiegend nur Kalorienträger. Kartoffeln sind eine Ausnahme, sie sind auch gekocht noch einigermaßen vitalstoffreich. Bohnen müssen sogar gekocht werden, weil sie roh giftig sind. Alle Leguminosen (Erbsen, Bohnen, Linsen, Kichererbsen), Nüsse, Samen und Kerne sind gute Lieferanten für pflanzliches Eiweiß.

Kartoffeln sind ein wichtiges Grund-nahrungsmittel, das sich auf unterschiedlichste Weise zubereiten lässt. Deshalb hat man am besten immer eine ausreichende Menge auf Lager.

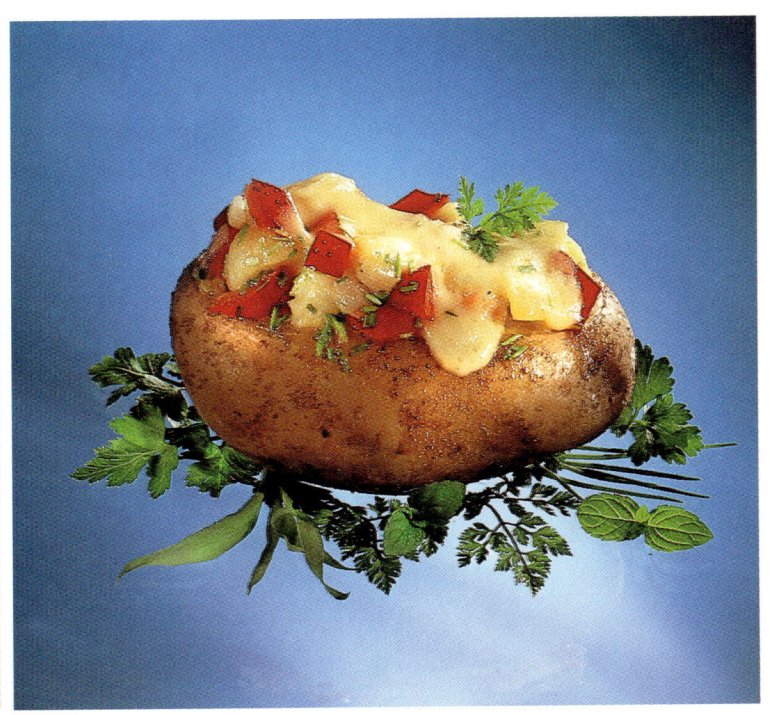

Vorratshaltung

In Keller oder Speisekammer

* Apfelessig aus biologischem Anbau, auch zum Ansetzen spezieller Heilessigsorten (aus dem Bioladen)
* Möhren (biologisch, für Saft und Frischkost)
* Kartoffeln
* Knoblauch
* Lauch
* Rettich
* Sauerkraut (roh, regt das Immunsystem und die Darmfunktion an)
* Zwiebeln
* Sonnenblumenöl
* Leinöl (hat immer noch die meisten mehrfach ungesättigten Fettsäuren, ist aber wegen seines starken Eigengeschmacks nicht jedermanns Sache)
* Äpfel (essreif, biologisch) und weiteres Obst je nach Jahreszeit
* Lageräpfel
* Trockenobst: Feigen, Pflaumen, Aprikosen, Äpfel, Birnen (Reformhaus)
* Mandeln, Nüsse (in der Schale, um Vitamin- und Enzymverluste zu vermeiden)
* Sonnenblumenkerne
* Leinsamen
* Keimsaaten: Sojabohnen, Alfalfa, Kresse, Rauke, Bockshornklee (besonders wichtig im Winter)
* Gewürze: Salz, Pfeffer, Ingwer, Muskatnuss, Paprika, Zimt
* Getrocknete, gerebelte Kräuter: Petersilie, Salbei, Majoran usw.
* Buchweizen (ist kein Getreide, sondern ein Knöterichgewächs; besonders wichtig bei Bindegewebsschwäche und Venenleiden)

Frische Kräuter und Keimsaat sollten Sie nach Geschmack jeder Hauptmahlzeit beigeben oder auch anstelle einer Zwischenmahlzeit essen. Ihre Kalorien sind unerheblich, ihr gesundheitsfördernder und fettabbauender Enzymgehalt ist dagegen durchaus beachtenswert.

Wenn Sie zu wenig Zeit haben, um Ihr Brot selbst zu backen, können Sie eventuell auch auf fertig gekauftes Brot ausweichen. Wenn Sie es im Bioladen oder bei einem Bäcker Ihres Vertrauens kaufen, erfragen Sie einfach die verwendeten Zutaten.

✳ Hafer (biologischer Anbau); steigert die körperliche und geistige Leistungsfähigkeit

✳ Dinkel (biologischer Anbau); ist meist besser verträglich als Weizen

✳ Stabilisierte Weizenkeime

✳ Joghurtkultur (Reformhaus)

✳ Mineralwasser

✳ Trockener Rotwein

✳ Alkoholfreies Bier

✳ Verschiedene Teesorten

Täglich frisch

✳ Leicht verderbliches Obst

✳ Beerenobst

✳ Selbst gebackenes Brot (ohne Sauerteig; er kann allergische Reaktionen auslösen. Hefebrot ist besser verträglich. Damit auch schwere Vollkornmehle besser backen, geben Sie auf 500 g Mehl 1 EL Apfelessig zu.)

✳ Milch (möglichst unpasteurisiert und nicht homogenisiert, also direkt vom Bauern oder Vorzugsmilch)

✳ Fleisch (kleine Menge)

✳ Wurst (kleine Menge)

✳ Fisch (kleine Menge)

✳ Kräuter von der Fensterbank oder dem Balkon: Schnittlauch, Petersilie, Basilikum, Rosmarin, Kerbel, Estragon, Salbei und Dill

Frische Lebensmittel lagern

Wählen Sie nach Lust und Jahreszeit aus, welche Lebensmittel Sie als Vorrat einlagern wollen. Da es sich um keine Konserven handelt, dürfen die Bestände nicht zu groß sein. Verbrauchen Sie die Vorräte innerhalb der angegebenen Frist und kontrollieren Sie mindestens einmal im Monat auf Schädlingsbefall.

✳ Frische Kräuter und Gemüsesorten gehören auf alle Fälle in luftdicht schließenden Gefäßen (Gefrierdosen) in den Kühlschrank.

✳ Bananen, Äpfel und Kartoffeln nie nebeneinander lagern. Sie werden sehr schnell überreif und verderben, weil sie spezielle Reifegase absondern.

✳ Getreide bewahren Sie trocken, kühl, dunkel und staubfrei auf.

Küchengeräte für gesundes Kochen

Neben den üblichen Küchengeräten benötigen Sie:

✳ Eine exakte, möglichst digitale Küchenwaage

✳ Einen Entsafter, um rohe Obst- und Gemüsesäfte und den Trester für die Heilessige zu gewinnen

✳ Eine Leinsamen- und Haferquetsche

✳ Eine Raspel oder einen Einsatz für Ihre Küchenmaschine, um Gemüse oder Obst grob zu raffeln

✳ Eine Nussreibe oder eine Küchenmaschine mit einer ganz feinen Raffelscheibe

✳ Einen Backautomat. Nur bei selbstgebackenem Brot sind Sie sicher, dass alle für Sie wichtigen Vitalstoffe in ausreichender Menge enthalten sind

✳ Eine Haushaltsmühle (Vollkornmehl verdirbt schneller als rohe Milch. Nur den Tagesbedarf frisch mahlen.)

✳ Eine beschichtete Pfanne für fettarmes Braten

✳ Einen Dämpftopf, um Gemüse besonders schonend zu garen. Verwenden Sie keinen Schnellkochtopf, denn seine hohen Temperaturen zerstören alle Vitamine

✳ Eine einfache Zitruspresse für frischen Zitronen-, Orangen- oder Grapefruitsaft

✳ Eine Kartoffelpresse

✳ Eine Pfeffermühle

✳ Keimschalen und Keimgefäße

Keine Sorge – es ist nicht nötig, eine völlig neue Küchenausstattung zu kaufen, um unsere Rezepte nachzukochen. Doch das eine oder andere neue Gerät ist durchaus sinnvoll, wie zum Beispiel ein Entsafter.

Rezepte für eine gute Figur

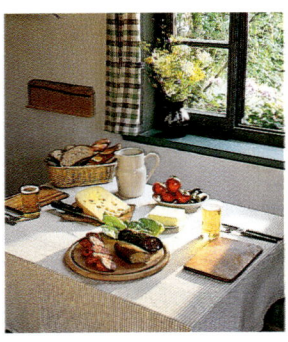

Wir haben jeweils 21 Rezepte – immer für eine Person – für Frühstück, Mittagessen und Abendessen zusammengestellt. Dazu gibt es zehn Zwischensnacks. Die Rezepte sind innerhalb der Sparten beliebig austauschbar und können zu einer Drei-Wochen-Kur zusammengestellt werden. Sie sind aber auch als Grundlage für Ihren zukünftigen Speiseplan gedacht. Mit den Rezepten werden Sie abnehmen, sofern Sie Übergewicht haben. Und sie werden Ihnen helfen, Ihr Normalgewicht auf Dauer zu halten. Lassen Sie es sich also schmecken!

Eine Viertelstunde vor den Hauptmahlzeiten trinken Sie jeweils Abnehmessig, vor den Zwischenmahlzeiten Sättigungsessig. Der Beginn der Mahlzeit wird auf diese Weise vorgezogen und das Sättigungsgefühl, das sich nach 15–25 Minuten einstellt, wird besser wahrgenommen.

Achtung

Die Zahl in Klammern hinter jedem verwendeten Lebensmittel gibt den Energiegehalt in Kilokalorien (kcal) an.

Fit in den Tag: Das Frühstück

Natürlich beginnen Sie den Tag mit einem von Ihnen individuell zubereiteten Apfelessigtrunk. Das darauffolgende Frühstück sollte sättigend und abwechslungsreich sein und Ihnen einen energiereichen Start in den Tag verschaffen. Nicht aufgeführt bei unseren Rezepten ist Kaffee oder Tee, den Sie – eventuell mit Süßstoff gesüßt, jedoch ohne Milch – zum Frühstück trinken dürfen.

PFLAUMEN MIT JOGHURT UND GETREIDE

1

Die eingeweichten Trockenpflaumen klein schneiden. Mit dem Naturjoghurt und den frisch geschroteten Getreidesorten mischen und nach Geschmack mit Süßstoff süßen.

2

Zum Früchtefrischkornbrei können Sie das Einweichwasser der Pflaumen trinken.

Zutaten

339 kcal/1428 kJ
2 eingeweichte Trockenpflaumen (76)
150 g Naturjoghurt 1,5% Fett (63)
je 1 EL Leinsamen und Hafer (ca. 200)

BUNTER OBSTSALAT MIT SONNENBLUMEN-KERNEN

1

Die Banane, die Kiwi und den Apfel schälen und in kleine Stücke schneiden.

2

Das Obst mit dem Naturjoghurt, den Sonnenblumenkernen und der Weizenkleie vermischen.

Zutaten

307 kcal/1289 kJ
1 Banane (85)
1 Kiwi (40)
1 Apfel (75)
150 g Naturjoghurt 1,5% Fett (63)
1/2 EL Sonnen-blumenkerne,
1 EL Weizenkleie (80)

FEIGEN MIT GETREIDEJOGHURT UND KAROTTENSAFT

1

Die eingeweichten Feigen klein schneiden, die Einweichflüssigkeit trinken.

2

Das zerkleinerte Obst unter den Naturjoghurt rühren.

3

Den Leinsamen schroten, mit dem Joghurt mischen. Zuletzt die Weizenkeime einrühren.

4

Den Feigen-Getreide-Joghurt eventuell mit etwas Süßstoff abschmecken.

Zutaten

338 kcal/1420 kJ
3 eingeweichte Feigen (ca. 130)
150 g Naturjoghurt 1,5% Fett (63)
je 1 EL Leinsamen und Weizenkeime (144)

Zutaten

339 kcal/1424 kJ
1 Vollkornbrot (87)
1 TL Halbfettbutter (25)
1 Scheibe Schinken (85)
2 Gewürzgurken (10)
1 Tomate (25)
1/4 l Grapefruitsaft
(75)

Zutaten

343 kcal/1441 kJ
1 Scheibe Pumper-
nickel (76)
1 TL Halbfettbutter (25)
30 g Gouda (102)
1 hartes Ei (100)
1/2 Paprika (22)
100 ml Karotten-
saft (14)

Zutaten

371 kcal/1558 kJ
1 Knoblauchzehe (6)
1 Zwiebel (20)
5 EL Kräuter (5)
50 g Frischkäse (150)
3 Knäckebrote (105)
1 Scheibe gekochter
Schinken (85)

VOLLKORNBROT MIT SCHINKEN UND GRAPEFRUITSAFT

1

Das Vollkornbrot dünn mit der Butter bestreichen.

2

Das Brot mit dem Schinken belegen, mit den klein-geschnittenen Gewürz-gurken garnieren und auf den Schinken legen. Das Brot je nach Geschmack mit Kräuter-salz würzen.

3

Den Grapefruitsaft zum Schinkenbrot trinken.

PUMPERNICKEL MIT KÄSE, EI UND PAPRIKASCHOTE

1

Den Pumpernickel mit Butter bestreichen, mit Käse belegen.

2

Das Ei achteln, die Paprikaschote in schmale Streifen schneiden.

3

Das Ei und die Paprikaschotenstreifen auf den Käse legen.

4

Zum belegten Brot ein Glas Karottensaft trinken.

KNÄCKEBROT MIT SCHINKEN UND FRISCHKÄSE

1

Die Knoblauchzehe, die Zwiebel und die Kräuter klein hacken. Unter den Frischkäse rühren.

2

Mit Kräutersalz abschme-cken. Das Knäckebrot mit dem Schinken belegen und den Frischkäse dazu essen.

KNÄCKEBROT MIT KAROTTE UND FRISCHKÄSE

1
Die Karotte raspeln und die Petersilie klein hacken.

2
Einen Teil der Petersilie und die Karotte unter den Frischkäse mischen. Die Frischkäse-Karotten-Masse mit Salz und Zucker abschmecken.

3
Die Mischung auf das Knäckebrot streichen und mit den restlichen Karotten und der Petersilie garnieren. Den Orangensaft dazu trinken.

Zutaten

320 kcal/1344 kJ
1 Karotte (31)
2 EL Petersilie (11)
50 g Frischkäse (150)
2 Knäckebrote (70)
150 ml Orangen-saft (58)

VOLLKORNBROT MIT KÄSE UND APFEL

1
Den Apfel fächrig schneiden.

2
Das Vollkornbrot mit Butter bestreichen, mit dem Apfel und dem Camembert belegen.

3
Die Süßmolke zum Apfel-Käse-Brot trinken.

Zutaten

355 kcal/1491 kJ
1 Apfel (75)
1 Vollkornbrot (87)
1 TL Halbfettbutter (25)
60 g Camembert, 30% Fett (128)
150 ml Süßmolke (40)

VOLLKORNBRÖTCHEN MIT SCHINKEN UND ROHKOST

1
Das Brötchen dünn mit Butter bestreichen. Auf eine Hälfte den Schinken legen.

2
Auf dem Schinken die Salatblätter, Gurken-scheiben und das in Scheiben geschnittene Radieschen verteilen.

3
Mit der zweiten Brötchen-hälfte bedecken. Die Buttermilch dazu trinken.

Zutaten

327 kcal/1373 kJ
1 Vollkornbrötchen (114)
1 TL Halbfettbutter (25)
1 Scheibe gekochter Schinken (85)
2 Blatt Kopfsalat (2)
4 Scheiben Gurke (1)
1 Radieschen (2)
1/4 l Buttermilch 1% Fett (98)

VOLLKORNBRÖTCHEN MIT JOHANNISBEER-MARMELADE

307 kcal/1289 kJ
1 Vollkorn-
brötchen (114)
1 TL Halbfett-
butter (25)
2 TL schwarze
Johannisbeer-
marmelade (140)
200 ml Karotten-
saft (28)

1
Das Vollkornbrötchen dünn
mit Butter bestreichen.
Die Johannisbeermarmelade
darauf verteilen.

2
Den Karottensaft in ein Glas
gießen und zum
Marmeladenbrötchen
trinken.

MANGO-HIRSE-MÜSLI

277 kcal/1164 kJ
200 g Mango (100)
3 EL Hirse-
flocken (114)
1 Naturjoghurt
1,5% Fett (63)

1
Die Mango schälen
und klein schneiden.
Beim Einkaufen darauf
achten, dass die Frucht
wirklich reif ist.

2
Aus der klein
geschnittenen Mango,

den Hirseflocken und
dem Joghurt ein
Müsli mischen.

Tipp
Je nach Sorte und
Herkunftsland können
Mangos grün,
gelb oder rötlich
gefärbt sein.

FRÜCHTEBROT MIT KAROTTENSAFT

233 kcal/979 kJ
1 Früchtebrot (173)
1 TL Halbfett-
butter (25)
1/4 l Karottensaft (35)

**Greifen Sie lieber
zu frischem Frucht-
oder Gemüsesaft als
zur Vitamintablette.**

1
Das Früchtebrot
dünn mit Butter
bestreichen.

2
Den Karottensaft
zum Früchtebrot
trinken.

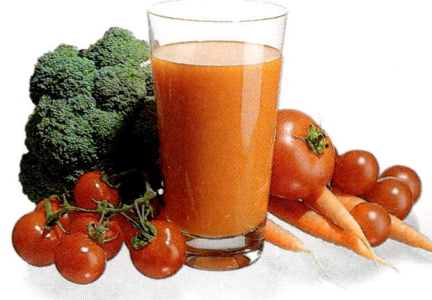

VOLLKORNBRÖTCHEN MIT VEGETARISCHEM BROTAUFSTRICH

1

Das Vollkornbrötchen mit Tartex bestreichen.

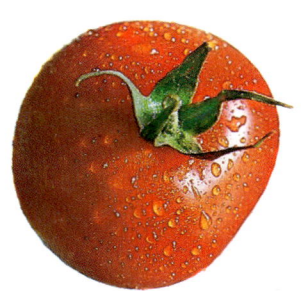

2

Mit den geachtelten Tomaten garnieren und servieren.

Zutaten

278 kcal/1168 kJ
1 Vollkornbrötchen (114)
60 g Tartex, vegetarischer Brotaufstrich (144)
1 Tomate (20)

Schmeckt zum Vollkornbrötchen: Tomate.

VOLLKORNZWIEBACK MIT APRIKOSEN-MARMELADE

1

Die Zwieback-scheiben dünn mit Butter bestreichen.

2

Die Marmelade darauf verteilen.

3

Die Grapefruit auspressen, 200 ml

abmessen und zum Vollkornzwieback trinken.

Tipp

Die Fruchtsäfte, die wir zu unseren Rezepten empfehlen, können Sie– je nach Zeit – frisch auspressen oder fertig im Reformhaus kaufen.

Zutaten

310 kcal/1302 kJ
4 Scheiben Vollkornzwieback (140)
2 TL Halbfettbutter (50)
4 TL (ca. 50 g) Aprikosenmarmelade light (60)
200 ml frischer Grapefruitsaft (60)

VOLLKORNTOAST MIT KÄSE

1

Die Brotscheiben toasten und kurz abkühlen lassen.

2

Dünn mit Butter bestreichen und mit den Käsescheiben belegen.

Zutaten

326 kcal/1369 kJ
2 Scheiben Vollkorntoast (116)
2 TL Halbfettbutter (50)
2 Scheiben Tilsiter 30% Fett (160)

OBST-FRISCHKORN-BREI

326 kcal/1369 kJ
1 EL Haferschrot (58)
1 Apfel (60)
1/2 Banane (40)
25 g Beeren (15)
1 EL Rosinen (57)
1 TL Mandeln (49)
100 ml Milch
1,5% Fett (47)

1
Den Haferschrot am Vortag einweichen.

2
Das Obst zerkleinern, mit Haferschrot,

Rosinen und den gehackten Mandeln mischen.

3
Den Brei mit Milch übergießen und nach Belieben mit Süßstoff abschmecken.

VOLLKORNBROT MIT QUARK UND ERDBEERMARMELADE

278 kcal/1168 kJ
2 Scheiben Vollkornbrot (174)
2 EL Magerquark (44)
50 g Erdbeermarmelade light (60)

Erdbeerquark: fruchtige Abwechslung.

1
Den Magerquark auf den beiden Brotscheiben verteilen.

2
Auf den Quark die Erdbeermarmelade verstreichen.

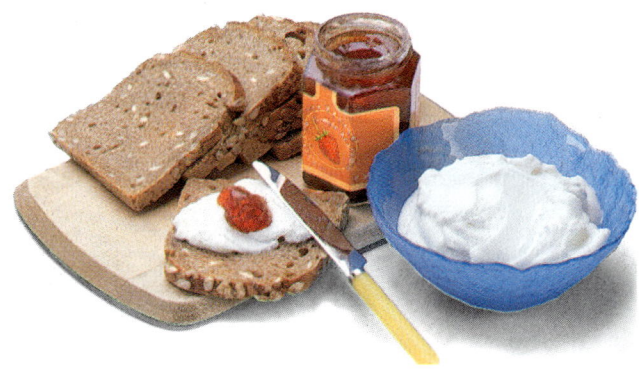

VOLLKORNTOAST MIT PUTENWURST

341 kcal/1432 kJ
2 Scheiben Vollkorntoast (116)
1 TL Halbfettbutter (25)
130 g Putenaufschnitt (200)

1
Die Scheiben frisch toasten und etwas abkühlen lassen.

2
Dünn mit Butter bestreichen und den Aufschnitt darauf verteilen.

RÜHREI MIT SCHINKEN

1

Das Ei und die Milch gut verquirlen und den gewürfelten Schinken dazugeben. Das Öl erhitzen und die Eimasse hineingeben.

2

Das Rührei mit Schinken unter ständigem Rühren fest werden lassen und zum Knäckebrot servieren.

Zutaten

308 kcal/1294 kJ
1 Ei (100)
1 EL Milch (8)
1 Scheibe gekochter Schinken (85)
1 TL Öl (45)
2 Scheiben Knäckebrot (70)

KNÄCKEBROT MIT MARMELADE UND MILCHSHAKE

1

Das Knäckebrot dünn mit Butter und Marmelade bestreichen. Das Ei vierteln und dazu anrichten.

2

Die Milch, den Karotten- und den Orangensaft

im Mixer zu einem Milchshake mischen.

3

Nach Geschmack etwas Süßstoff dazugeben und den Milchshake zum Knäckebrot servieren.

Zutaten

342 kcal/1436 kJ
1 Scheibe Knäckebrot (35)
1 TL Halbfettbutter (25)
50 g Marmelade light (60)
1 hartes Ei (100)
150 ml Milch 1,5% Fett (71)
je 100 ml Karotten- und Orangensaft (51)

MELONENQUARK MIT KAROTTENSAFT

1

Die Melone zerkleinern und mit den Weizenkeimen in den Quark rühren.

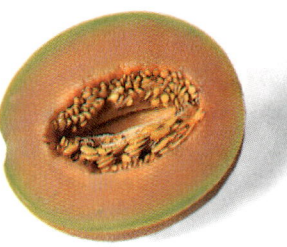

2

Den Quark nach Geschmack mit etwas Süßstoff abschmecken.

3

Den Karottensaft dazu trinken.

Zutaten

301 kcal/1264 kJ
150 g Melone (80)
2 EL Weizenkeime (39)
200 g Magerquark (146)
200 ml frischer Karottensaft (28)

Grenzenlose Vielfalt:
Das Mittagessen

Ein normaler Magen ist in etwa faustgroß. Nehmen Sie sich einmal eine entsprechende Menge auf den Teller. Essen Sie nicht mehr; warten Sie anschließend, bis die Sättigung eintritt.

Das Mittagessen ist als Mahlzeit unverzichtbar, weil es die am Vormittag verbrauchte Energie ersetzt. Es wäre deshalb vollkommen falsch und unsinnig, auf das Mittagessen zu verzichten und die eingesparten Kalorien auf Frühstück und Abendessen zu verteilen.

Lassen Sie sich also von den folgenden Rezepten verführen. Genießen Sie Ihre verdiente Mittagspause mit einem der vorgeschlagenen Gerichte, das Sie in Ruhe und langsam zu sich nehmen sollten. Dann stellt sich zuverlässig ein befriedigendes Sättigungsgefühl ein und Sie erleichtern Ihrem Körper die aufwendige Verdauungsarbeit. Der Apfelessig, eine Viertelstunde vor der Mahlzeit getrunken, unterstützt dies zusätzlich. Als Getränke zu den Mahlzeiten sind Tee und Mineralwasser erlaubt.

Vegetarisches Hauptgericht mit Pfiff: Kümmelkartoffeln mit Spiegelei und Sauerkraut. Probieren Sie aber auch unsere anderen Vorschläge für ein kalorienreduziertes Mittagessen.

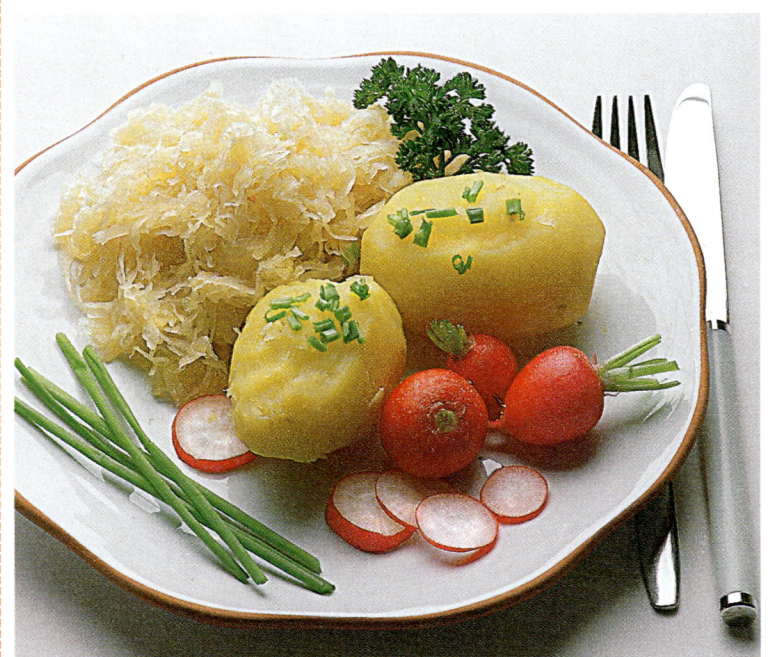

ÜBERGEWICHT UND FETTLEIBIGKEIT

Statistiken belegen, dass Übergewichtige häufiger ins Krankenhaus müssen als normalgewichtige Menschen. Das Risiko für Komplikationen bei Operationen ist um ca. 30 Prozent erhöht. Lebererkrankungen, Zuckerkrankheit sowie Herz-Kreislauf-Beschwerden treffen Übergewichtige doppelt so häufig wie Normalgewichtige. Durch eine Umstellung der gesamten Ernährung in der hier beschriebenen Weise können Pfunde dauerhaft abgebaut werden.

Nicht Vergessen

Nehmen Sie sich Zeit für das Essen. Kauen Sie jeden Bissen gründlich.

KÜMMELKARTOFFELN MIT SPIEGELEI UND SAUERKRAUT

1

Die Kartoffeln gründlich waschen und im Dämpfer oder mit wenig Wasser garen. Kurz bevor sie weich sind, schälen und unzerteilt im Öl braten, bis sie eine leichte Kruste bekommen.

2

Die Kartoffeln mit Kümmel und Gewürzen abschmecken, aber Salz möglichst vermeiden.

3

Während die Kartoffeln kochen, das Sauerkraut und den geschälten Apfel klein schneiden, beides mischen und nach Belieben mit Süßstoff abschmecken.

4

Das Apfelsauerkraut vor den warmen Kartoffeln als Frischkost verspeisen.

5

In einer beschichteten Pfanne das Spiegelei ohne Fettzugabe braten. Mit etwas Salz abschmecken und zu den Kartoffeln servieren.

Zutaten

505 kcal/2121 kJ
240 g kleine Kartoffeln (200)
1 EL Öl (90)
1 TL gemahlener Kümmel nach Belieben (10)
150 g rohes Sauerkraut (30)
1 mittlerer Apfel (75)
Süßstoff nach Belieben
1 Ei (100)
Salz

575 kcal/2415 kJ
1 Zwiebel (30)
125 g Schweine-
fleisch (195)
100 g Sellerie (17)
150 g Kartoffeln (124)
100 g Weißkohl (24)
100 g Lauch (26)
2 Karotten (44)
1 EL Öl (90)
1/2 l Gemüse-
brühe (20)

PICHELSTEINER

1

Die Zwiebeln und das
Fleisch würfeln. Den
Knollensellerie, die
Kartoffeln, den Weißkohl,
den Lauch und die
Karotten waschen, klein
schneiden, mit Salz und
Pfeffer würzen.

2

In einem Topf die
Zwiebeln in dem Öl

dünsten, glasig werden
lassen. Mit dem Fleisch
und dem Gemüse
mischen, die Brühe
zugeben und alles bei
geschlossenem Deckel
in etwa einer Stunde
weich kochen.

3

Den Pichelsteiner
mit Salz und Pfeffer
abschmecken.

529 kcal/2222 kJ
200 g Vollkorn-
reis (244)
1 rote Paprikaschote,
gewürfelt (38)
30 g Cham-
pignons (5)
100 g Mais aus der
Dose (90)
50 g Erbsen aus der
Dose (43)
2 EL leichte Salat-
creme (100)

BUNTER REISSALAT

1

Den Reis waschen,
mit Salz in der doppelten
Menge Wasser aufkochen.
Ein Tropfen Öl oder
Fett im Kochwasser
verhindert das
Überkochen.

2

Den kochenden Reis vom
Herd nehmen, den Topf mit
einem Tuch bedecken und
den Reis etwa 50 Minuten
fertig quellen lassen.

3

Die Paprikaschote
und die Champignons
putzen, waschen und
klein schneiden.

4

Die Paprikaschoten,
die Pilze, den Mais und
die Erbsen mit dem
gegarten Reis mischen,
alles kurz durch-
ziehen lassen,
dann die Salatcreme
unterheben.

KABELJAUFILET MIT TOMATEN, ZUCCHINI UND REIS

Zutaten

518 kcal/2176 kJ
200 g Kabeljau-filet (172)
Jodsalz
Schwarzer Pfeffer
1 EL Olivenöl (90)
2 EL gehacktes, frisches Basilikum (2)
1 Knoblauchzehe (6)
1 mittelgroße Zucchini (40)
2 Tomaten (50)
20 g geriebener Parmesan (48)
30 g Reis (110)

1

Das Fischfilet beidseitig salzen und pfeffern. Eine Auflaufform mit dem Öl bestreichen und das Filet hineinlegen. Den Knoblauch fein hacken und mit dem Basilikum auf dem Fisch verteilen. Den Backofen auf 200 °C vorheizen.

2

Die Zucchini waschen, putzen, der Länge nach vierteln und in dünne Scheiben schneiden. Die Tomaten häuten und in kleine Würfel schneiden.

3

Die Tomatenwürfel auf dem Fisch verteilen. Die Zucchinischeiben schuppenartig darüber anordnen. Leicht salzen.

4

Alles mit Parmesan-käse bestreuen und bei 200 °C etwa 20 Minu-ten garen.

5

Inzwischen den Reis in der doppelten Menge Wasser einmal aufkochen lassen, dann bei schwacher Hitze etwa 20 Minuten quellen lassen.

REISKOCHEN LEICHT GEMACHT

Faustregel: Das Verhältnis von Reis zu Wasser muss 1:2 betragen. Dann ist der Reis gar, wenn das Wasser verbraucht ist. Füllen Sie also den Reis in eine Tasse oder ein Glas, markieren oder merken Sie sich, wie hoch er das Glas füllt und geben Sie den Reis dann in den Topf. Anschließend fül-len Sie zweimal Wasser bis zu der Markierung ein und geben es zum Reis.

TIPP

Wenn Sie in das Koch-wasser ein wenig Gemüsebrühe geben, gewinnt der Reis an Geschmack.

Zutaten

BLUMENKOHL-PUTE BOMBAY

462 kcal/1940 kJ
1 Putenschnitzel,
ca. 100 g (119)
1 EL Sonnen-
blumenöl (90)
2 EL Sojasauce (20)
Pfeffer
250 g Blumen-
kohl (52)
1 Tomate (25)
1/2 grüne Paprika-
schote (16)
1 Knoblauchzehe (6)
1 große Zwiebel (30)
1/2 TL Kurkuma (4)
1 Msp. Curry (3)
1 Msp. Ingwer (3)
1 EL Sahne (47)
1/4 l Apfelsaft-
schorle 1:1 (47)

1

Das Fleisch in Würfel schneiden. Aus dem Sonnenblumenöl, 1 EL Sojasauce und dem Pfeffer eine Marinade rühren. Das Fleisch etwa zwei Stunden darin ziehen lassen.

2

Den Blumenkohl vorbereiten und in Röschen teilen. Die Tomate häuten, vierteln, Stielansatz entfernen und würfeln; die Paprikaschote würfeln; die Zwiebel fein hacken.

3

Eine beschichtete Pfanne ohne Fett erhitzen und das Gemüse zusammen mit den Zwiebeln und dem frisch gepressten Knoblauch darin dünsten, dabei möglichst wenig Wasser zugeben.

4

Das Gemüse mit 1 EL Sojasauce, Kurkuma, Curry und Ingwer abschmecken. Die Sahne und etwas Wasser unterrühren. Bei geschlossenem Deckel in etwa 15 Minuten bissfest garen.

5

Eine zweite Pfanne erhitzen, das eingelegte Fleisch aus der Marinade nehmen und darin kräftig anbraten. Die Marinade zugießen und das Fleisch etwa acht Minuten bei mittlerer Hitze garen. Zum Schluss das Fleisch unter das Gemüse heben.

IMMER ERLAUBT: OBST UND ROHKOST

Ersetzen Sie ab und zu eine Mahlzeit durch ungezuckertes, frisches Obst oder Rohkost. Eine Kalorientabelle dazu finden Sie auf Seite 79 am Ende dieses Kapitels. Je vielfältiger die Obstmischung, desto sicherer ist die Versorgung mit Vitaminen und Spurenelementen.

BUNTES FISCHGULASCH

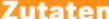

1

Die Kartoffeln in
2 x 2 cm große Würfel
schneiden, in der Brühe
und der Sojasauce in etwa
20 Minuten bissfest garen.

2

Das Fischfilet ebenfalls
in Würfel schneiden,
säuern und salzen.

3

Die Zwiebel würfeln, die
Butter in einem Topf
erhitzen und die Zwiebel
darin glasig dünsten.

4

Die Tomate häuten
und würfeln, mit dem
Tomatenmark, den
Fisch- und Kartoffelwürfeln
sowie die Hälfte der
Brühe zu den Zwiebeln
geben. Alles etwa
15 Minuten garen.

5

Das Fischgulasch nach
Belieben mit Pfeffer
und Paprika
abschmecken und die
gehackte Petersilie
darüber streuen.

500 kcal/2100 kJ

200 g Kartoffeln (166)
1/2 l Gemüse-
brühe (20)
1 EL Sojasauce (10)
200 g Schollenfilet
(188)
2 EL Zitronensaft (10)
Salz
1/2 große Zwiebel (15)
1 TL Butter (47)
1 Tomate (25)
1 EL Tomaten-
mark (12)
Pfeffer
1/2 TL Paprika-
pulver (6)
1 EL gehackte
Petersilie (1)

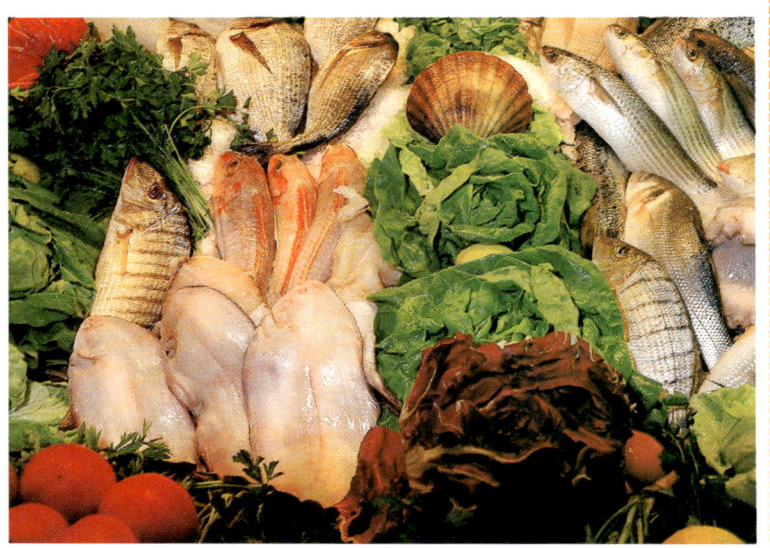

**Gönnen Sie sich
zweimal in der
Woche frischen
Seefisch, und
schützen Sie
sich dabei vor
Jodmangel-
erkrankungen.**

Zutaten

499 kcal/2096 kJ
150 g Fenchel (36)
1 unbehandelte
Zitrone (19)
100 g Putenfilet (119)
1 TL Öl (45)
Salz, Pfeffer
2 EL Sojasauce (20)
1 kleine Zwiebel (20)
60 ml Orangen-
saft (23)
50 g frischer Blatt-
spinat (6)
150 g gekochte
Salzkartoffeln (124)
75 ml heiße Milch
1,5% Fett (35)
1 TL Butter (47)
1/2 TL Muskat (5)

FENCHELPFANNE MIT PUTENGESCHNETZELTEM

1

Den Fenchel waschen, den Strunk entfernen und in feine Streifen schneiden. Die Fenchelstreifen in kochendem Wasser mit mehreren Zitronenscheiben etwa fünf Minuten kochen. Abschrecken, gut abtropfen lassen.

2

Das Fleisch waschen, abtrocknen und klein schneiden. In einer beschichteten Pfanne das Öl erhitzen und das Fleisch kräftig rundum darin anbraten; mit Salz, Pfeffer und 1 EL Sojasauce würzen. Das gebratene Fleisch herausnehmen.

3

Die Zwiebel in feine Ringe schneiden und mit dem abgetropften Fenchel in der Pfanne anbraten. Mit dem Orangensaft ablöschen. Das

Gemüse etwa zehn Minuten bissfest dünsten. Nach Belieben mit der restlichen Sojasauce abschmecken.

4

Den Spinat gründlich putzen, waschen und dann etwa fünf Minuten in kochendem Salzwasser blanchieren.

5

Das Putengeschnetzelte und den Spinat unter das Gemüse in der Pfanne heben und das Gericht kurz erwärmen.

6

Die Salzkartoffeln durchpressen, mit der heißen Milch und der Butter verrühren. Mit Muskat abschmecken. Unter das Püree können Sie auch nach Belieben etwas fein gehacktes Fenchelgrün heben.

PFANNKUCHEN MIT DILL UND GEBRATENEM SEELACHS

1

Mehl, Ei und Milch zu einem glatten Teig verrühren, eine Prise Salz dazugeben. Etwa zwei Drittel des Dills in den Teig geben.

2

Den Fisch in 1 cm große Würfel schneiden, die Butter in einer beschichteten Pfanne erhitzen, die gepfefferten und in Mehl gewendeten Fischwürfel darin etwa fünf Minuten braten. Die Kapern und den Zitronensaft dazugeben, abschmecken.

3

In der Pfanne das Öl erhitzen und aus dem Teig einen goldgelben Pfannkuchen backen. Mit dem Fisch füllen und den restlichen Dill darüber streuen.

Zutaten

463 kcal/1945 kJ
40 g Vollkornmehl (133)
1 Ei (100)
75 ml Milch
1,5% Fett (35)
1 EL gehackter Dill (6)
1 TL Öl (45)
100 g Seelachs (79)
1 TL Butter (47)
1 EL Kapern (8)
2 EL Zitronensaft (10)

KAROTTENPUFFER

1

Die Karotten putzen und fein raspeln.

2

Das Mehl mit den Eiern, der Creme fraîche, dem Parmesan und den Mandeln gut verrühren.

3

Mit Salz, Pfeffer und Muskat kräftig abschmecken.

4

Die geraspelten Karotten unter den Teig mischen.

5

Das Öl in einer beschichteten Pfanne erhitzen. Aus dem Karottenteig gleichmäßig flache Puffer formen und auf beiden Seiten knusprig ausbacken.

Zutaten

504 kcal/2138 kJ
150 g Karotten (42)
25 g Vollkornmehl (83)
1 Ei (100)
40 g Creme fraîche (116)
10 g geriebener Parmesan (24)
1 TL gemahlene Mandeln (49)
1/2 TL Muskat
1 EL Öl (90)

532 kcal/2234 kJ

100 g Schweine-
fleisch (156)
60 g mehlige
Kartoffeln (50)
1 mittlere Karotte (21)
1 Zwiebel (20)
125 g Stangen-
bohnen (34)
1 EL Öl (90)
1 Bohnenkraut (5)
1/4 l Gemüse-
brühe (10)
1 EL gehackte
Petersilie (1)
Kornbrötchen (145)

Kernig und
gesund: Vollkörn-
brötchen.

BOHNENSUPPE MIT KORNBRÖTCHEN

1

Das Fleisch, die Kartoffeln, die Karotte und die Zwiebel würfeln, die Bohnen in schräge Scheiben schnippeln.

2

In einem Topf das Öl erhitzen und das Fleisch darin kurz braten.

3

Das Gemüse und die Kartoffelwürfel zugeben. Das Bohnenkraut hinzufügen, alles mit der Brühe begießen.

1 (continued)

Zugedeckt etwa 40 Minuten köcheln lassen, gelegentlich umrühren.

4

Mit Salz und Pfeffer abschmecken. Die Petersilie über die fertige Suppe streuen und das Brötchen zur Suppe essen.

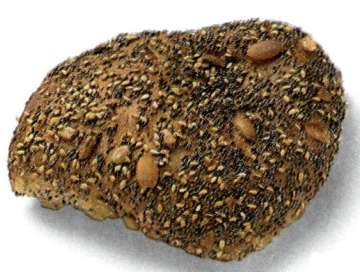

ZUCCHINI-KARTOFFEL-PUFFER

494 kcal/2075 kJ

2 mittelgroße
Zucchini (80)
210 g Kartoffeln (175)
1 kleines Ei (77)
1 EL Öl (90)
150 g Apfelmus
leicht (72)

1

Die Zucchini und die Kartoffeln grob raspeln und gut ausdrücken.

2

Das verquirlte Ei dazugeben und unterrühren. Mit Salz und Pfeffer abschmecken.

3

In einer beschichteten Pfanne das Öl erhitzen, mit einem Löffel Puffer hineinsetzen und formen, von beiden Seiten knusprig backen.

4

Die fertigen Puffer mit dem Apfelmus servieren.

ERBSENSUPPE MIT PUTENWIENER

1

Die Erbsen ca. zehn Minuten in Wasser garen, abgießen. Ein Drittel der Erbsen herausnehmen, beiseite stellen. Den Rest pürieren.

2

Das Suppengemüse in kleine Würfel schneiden. Die Brühe zum Kochen bringen und das Suppengemüse darin etwa acht Minuten weich kochen.

3

Die Würstchen in Stücke schneiden und mit dem Püree und den ganzen Erbsen in die Suppe geben.

4

Die Knoblauchzehe pressen und auf das Toastbrot streichen. Das Brot würfeln. Ohne Fett in einer Pfanne kurz anrösten, dann die gerösteten Brotwürfel in die Suppe geben.

518 kcal/2176 kJ

150 g frische Erbsen (129)
250 g Suppen-gemüse (78)
1/2 l Gemüse-brühe (20)
2 Putenwiener (169)
1 Knoblauchzehe (6)
2 Scheiben Vollkorn-toastbrot (116)

MEXIKANISCHE HACKFLEISCHPFANNE

1

Die Zwiebel und den Knoblauch fein hacken und in dem Öl kurz dünsten. Das Hackfleisch zugeben und etwa zehn Minuten anbraten.

2

Die Tomaten schälen, würfeln und mitsamt dem ausgetretenen Saft dazugeben.

3

Den geviertelten und in Scheiben geschnitten Apfel, die halbierten Oliven und die in Streifen geschnittene Paprika-schote dazugeben.

4

Alles kräftig unterrühren, mit Salz, Pfeffer, Muskat und Tabasco abschmecken.

483 kcal/2029 kJ

1 Zwiebel (20)
1 Knoblauchzehe (6)
1 TL Öl (45)
125 g Rinder-hack (270)
1 Tomate (25)
1 Apfel (60)
3 Oliven (17)
1/2 rote Paprika-schote (25)
1/2 TL Muskat (5)
1 EL Tabasco (10)

455 kcal/1911 kJ
20 g Creme
fraîche (58)
100 Naturjoghurt
1,5% Fett (42)
1 Gewürzgurke (5)
1 Zwiebel (20)
1/2 Apfel (30)
75 g Matjesfilet (150)
3–4 kleine
Kartoffeln (150)

MATJES MIT PELLKARTOFFELN

1

Die Creme fraîche mit dem Joghurt und 1 EL Gewürzgurkenmarinade verrühren.

2

Die Gurke und die Zwiebel würfeln, den Apfel achteln und in feine Scheiben schneiden.

3

Das Fischfilet mundgerecht zerkleinern

und mit der Gurke, dem Zwiebel und dem Apfel in die Sauce geben. Das Matjesfilet etwa eine Stunde ziehen lassen.

4

In der Zwischenzeit die Kartoffeln im Kartoffeldämpfer in etwa 20 Minuten garen. Die etwas abgekühlten Kartoffeln schälen und zum Matjesfilet servieren.

462 kcal/1940 kJ
2 kleine Auberginen (60)
200 g Staudensellerie (34)
je 1/2 rote und gelbe Paprikaschote (44)
2 große Zwiebeln (60)
1 EL Olivenöl (90)
Salz, Pfeffer
3 Scheiben Vollkorntoast (174)

Mediterranes Gemüse, delikat zubereitet: Aubergine.

CAPONATA

1

Die Auberginen, den Staudensellerie und die Paprikaschoten in 2 cm große Würfel und die Zwiebeln in Ringe schneiden.

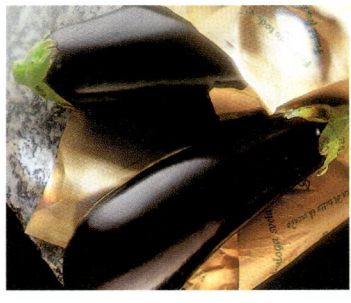

2

Das Olivenöl in einer beschichteten Pfanne erhitzen und das Gemüse darin bei geschlossenem Deckel etwa 15 Minuten garen. Bei Bedarf ein wenig Wasser zugeben.

3

Das Gemüse mit Salz und Pfeffer abschmecken. Kalt servieren.

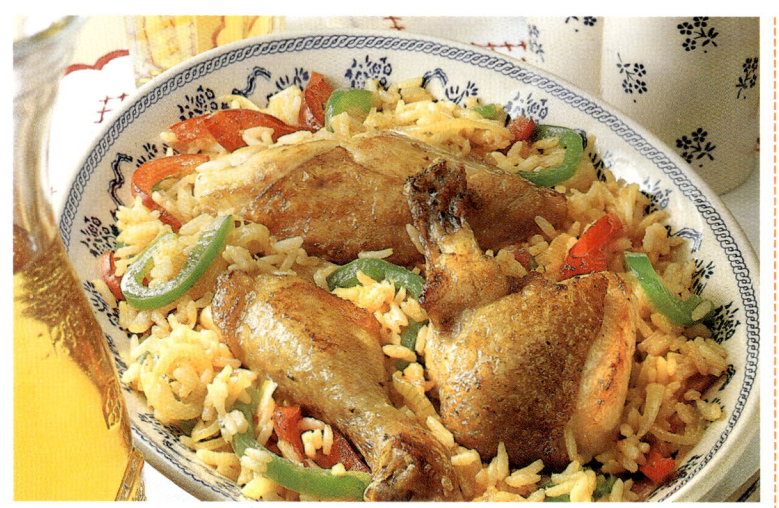

So richtig zum Verwöhnen – auch für Gäste: die Hähnchen-Reis-Pfanne mit Paprika.

HÄHNCHEN-REIS-PFANNE

1

Das Fleisch und die Paprika in feine Streifen schneiden, die Tomate und die Zwiebel würfeln, den Knoblauch durchpressen.

2

Das Öl in einer beschichteten Pfanne erhitzen und die Hähnchenstreifen darin kurz anbraten, dann herausnehmen. Die Zwiebel und den Knoblauch zugeben. Alles mit Salz, Paprikapulver und Pfeffer würzen. Paprikastreifen dazugeben und in etwa zehn Minuten bissfest garen. Zum Schluß die Hähnchenstreifen dazugeben und kurz erwärmen.

3

Den Reis unterheben und das Gericht mit der gehackten Petersilie bestreuen.

Tipp

Für manche Rezepte können Sie Kartoffeln oder Reis auf Vorrat kochen. Am besten blättern Sie immer schon ein wenig in den Seiten für die nächsten Tage.

Zutaten

467 kcal/1961 kJ
125 g gekochter Naturreis (135)
125 g Hühnerbrustfilet (140)
je 1/2 rote und gelbe Paprikaschote (44)
1 Tomate (25)
1 kleine Zwiebel (20)
1 Knoblauchzehe (6)
1 EL Öl (90)
Salz
1/2 TL Paprikapulver mittelscharf (6)
Pfeffer
1 EL gehackte Petersilie (1)

Zutaten

490 kcal/2058 kJ

75 g Kopfsalat (10)
2 EL Apfelessig (8)
1 EL Sonnen-
blumenöl (90)
Salz, Pfeffer
30 g Band-
nudeln (144)
1 Putenschnitzel
200 g (238)

Kopfsalat: Am besten frisch auf den Tisch – ansonsten verlieren Sie einen großen Teil der Wirkung seiner Vitamine

PUTENFLEISCH MIT BANDNUDELN UND SALAT

1

Kopfsalat waschen und putzen. Aus dem Essig, Öl, Salz und Pfeffer eine Marinade anrühren.

2

Die Nudeln in Salzwasser bissfest kochen, dann abgießen.

3

Das Putenfleisch salzen und pfeffern, dann in einer beschichteten Pfanne ohne Fett auf beiden Seiten etwa acht Minuten braten.

4

Das Fleisch, die Nudeln und den Salat anrichten.

Zutaten

475 kcal/1995 kJ

50g Nudeln (215)
100 g Karotten (28)
1 rote Paprika-
schote (44)
50 g Erbsen aus
der Dose (43)
100g Mais aus
der Dose (90)
1 Gewürzgurke (5)
1 EL Salatcreme (50)

BUNTER NUDELSALAT

1

Die Nudeln in Salz-wasser bissfest kochen, dann abgießen.

2

Die Karotten und die Paprikaschote putzen. Die Karotten schälen und mit der Paprikaschote klein schneiden.

3

Die Erbsen und den Mais abgießen.

4

Das Gemüse mit der klein geschnittenen Gurke mischen, die Salatcreme unterheben und alles mit Salz und Pfeffer abschmecken.

ZUCCHINIPUFFER MIT KÄSE

1

Die Zucchini fein raspeln und gut ausdrücken. Dann mit dem Ei, dem Knoblauch, der Petersilie und den Semmelbrösel vermischen. Den Käse fein reiben und unter die Zucchini heben.

2

In einer beschichteten Pfanne das Öl erhitzen, mit einem Löffel Puffer hineinsetzen und formen. Von beiden Seiten knusprig backen.

3

Den Salat waschen und putzen. Aus Essig, Öl, Salz und Pfeffer ein Dressing bereiten und den Salat damit mischen.

4

Die Zucchinipuffer zum Salat servieren.

Zutaten

426 kcal/1789 kJ
200 g Zucchini (38)
Salz
1 kleines Ei (77)
1 Knoblauchzehe (6)
1 EL gehackte Petersilie (1)
1 EL Semmelbrösel (21)
50 g Gouda 30% Fett (130)
1/2 EL Öl (45)
75 g Kopfsalat (10)
2 EL Apfelessig (8)
1 EL Öl (90)
Salz, Pfeffer

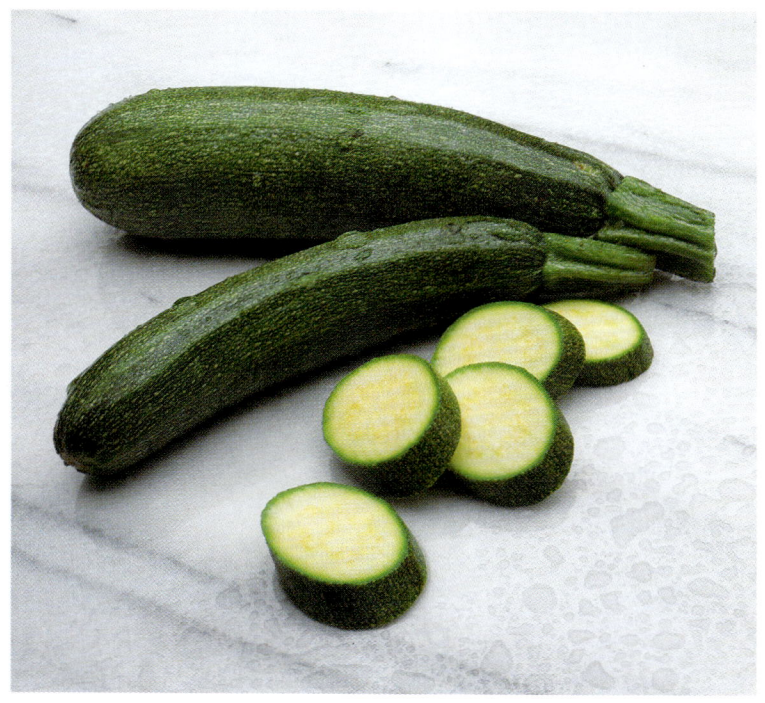

Zucchini einmal anders: nicht in der Nebenrolle, sondern als Hauptdarsteller.

Zutaten

445 kcal/1869 kJ
200 g gekochte Kartoffeln, in Scheiben geschnitten (166)
1 Zwiebel (30)
1 Knoblauchzehe (6)
1/2 EL Öl (45)
1 Scheibe Schinken (85)
1 Msp. Kümmel (5)
75 g Eissalat (10)
2 EL Essig (8)
1 EL Öl (90)

GRÖSTL

1

Die Zwiebel fein würfeln und den Knoblauch durchpressen. In einer beschichteten Pfanne im heißen Öl andünsten. Den Schinken in Streifen schneiden, dazugeben und leicht anrösten.

2

Die Kartoffelscheiben mitbraten und mit Kümmel, Salz und Pfeffer abschmecken.

3

Aus dem Essig, dem Öl, Salz und Pfeffer eine Marinade herstellen.

4

Den Salat waschen und klein zupfen. Mit der Marinade mischen und zu den Kartoffeln servieren.

Zutaten

473 kcal/1987 kJ
200 g Rindfleisch (Steak) (310)
75 g Eissalat (10)
100 g Salatgurke (10)
1 Tomate (25)
1 Zwiebel (20)
2 EL Essig (8)
1 EL Öl (90)

RINDFLEISCH MIT SALAT

1

Das Rindfleisch salzen und pfeffern und ohne Fett in einer beschichteten Pfanne rundum etwa zehn Minuten braten.

2

Den Salat gründlich waschen und putzen, die Salatgurke in feine Scheiben schneiden, die Tomate achteln und die Zwiebel in Ringe schneiden.

3

Aus Essig, Öl, Salz und Pfeffer eine Salatsauce mischen und über den Salat geben.

4

Den Salat zum Steak servieren.

Tipp

Nicht nur Sportler freuen sich über dieses Rezept: Fleisch satt heißt hier die Devise!

Krönender Abschluss:
Das Abendessen

Auch bei unseren Vorschlägen für das Abendessen werden Sie erfahren, dass unsere vernünftige Normalkost sowohl beim Zubereiten als auch beim Genießen Spaß macht. Und den Gang zur Waage brauchen Sie nicht mehr zu scheuen. Denn Sie werden abnehmen, ohne zu hungern oder auf liebgewonnene Zutaten verzichten zu müssen.

Auch Leinsamen-, Soja-, Maiskeim-, Walnuss-, Oliven- und Distelöl sind Kalorienbomben. Ihre ungesättigten Fettsäuren und fettlöslichen Vitamine (A, D, E, und K) sind jedoch lebensnotwendig für den gesamten Stoffwechsel. Deshalb nur in kontrollierten Mengen verwenden.

Bestimmte Speisen fördern bevorzugt das Wachstum der Fettzellen. Vor allem die gesättigten und gehärteten Fettsäuren aus Fleisch, Wurst, Butter, Schmalz, Kokos- und Palmöl gehören dazu.

Essen Sie nur noch, wenn Sie wirklich Hunger verspüren. Sofort aufhören, wenn Sie eine leichte Sättigung spüren. Das richtige Sättigungsgefühl tritt erfahrungsgemäß erst 15 bis 25 Minuten nach dem Essen auf, unabhängig davon, wie viel Sie essen!

Ob warm oder kalt: Unsere Vorschläge fürs Abendessen können sich sehen lassen.

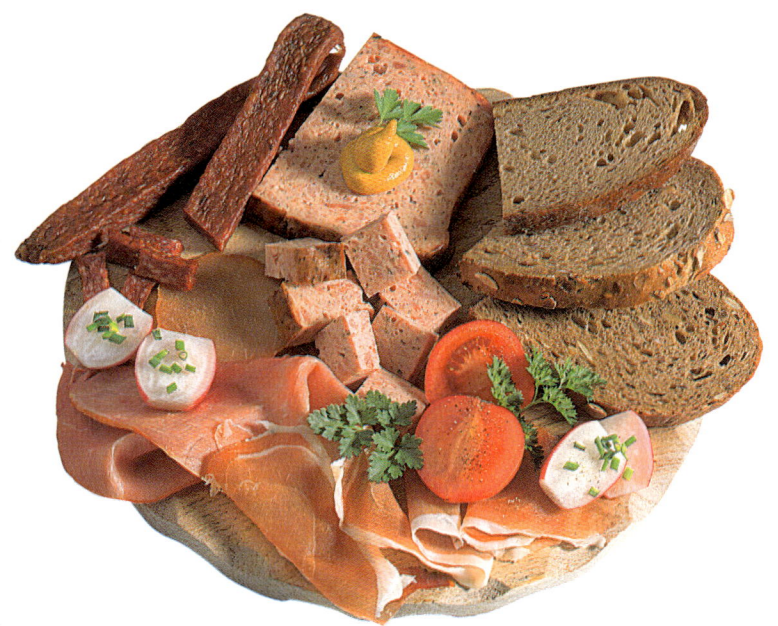

Zutaten

304 kcal/1277 kJ
1 Banane (85)
1 Kiwi (40)
1 Nektarine (69)
150 g Mager-
quark (110)

FRÜCHTEQUARK

1
Die Banane und die Kiwi schälen und mundgerecht zerteilen. Die Nektarine ebenfalls klein schneiden.

2
Die Früchte unter den Quark mischen, bei Bedarf etwas Wasser unterrühren und nach Belieben mit Süßstoff abschmecken.

Zutaten

372 kcal/1562 kJ
30 g Schafskäse
(Feta) (80)
200 g Salatgurke (20)
2 Tomaten (50)
1 große Zwiebel (30)
4 Oliven nach
Belieben (24)
2–4 EL Rotwein-
oder Apfelessig (8)
1 EL Sonnen-
blumenöl (90)
Salz, Pfeffer
2 Scheiben
Knäckebrot (70)

Ein Klassiker für kalte und warme Gerichte, ein Renner für Ihre Gesundheit:

GRIECHISCHER BAUERNSALAT

1
Den Schafskäse, die Salatgurke und die Tomaten in kleine Würfel schneiden.

2
Die Zwiebel schälen und in feine Ringe schneiden.

3
Alle Zutaten mit denOliven in eine Schüssel geben.

4
Aus Essig, Öl, Salz und Pfeffer eine Sauce mischen und über den Salat gießen. Das Knäckebrot dazu servieren.

Tipp
Den griechischen Bauernsalat können Sie gut vorab zubereiten. Wenn er ein wenig durchgezogen ist, schmeckt er besonders gut.

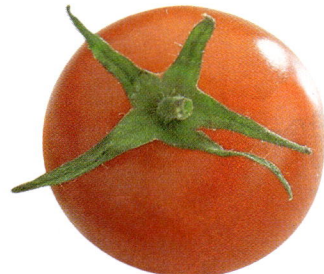
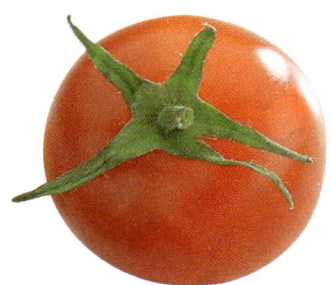

BAYRISCHE BROTZEIT

1

Das Knäckebrot dünn mit der Butter bestreichen.

2

Den Rettich in feine Scheiben schneiden und

nach Geschmack mit wenig Salz bestreuen, damit er etwas an Schärfe verliert.

3

Das Bier zum Knäckebrot und zum Rettich servieren.

Zutaten

297 kcal/1247 kJ
2 Scheiben Vollkorn-knäcke (93)
1 EL Butter (94)
1 Rettich mittel-groß (40)
1/4 l alkoholfreies Bier (70)

LECKERES PFANNENGEMÜSE

1

Die Champignons und den Chinakohl in dünne Streifen, den Sellerie in Scheiben schneiden.

2

In einer hochwandigen Pfanne das Öl erhitzen. Die Chinakohlstreifen, die Champignons, die Selleriescheiben und die Erbsen hinzufügen und

unter ständigem Wenden etwa fünf Minuten dünsten, bis das Gemüse gar, aber bissfest ist.

3

Die Sojasauce mit dem Ingwer und dem Zucker verrühren und über das Gemüse geben. Mit gehackten Walnüssen bestreuen und sofort mit dem Toastbrot servieren.

Zutaten

304 kcal/1277 kJ
50 g Champignons (9)
75 g Chinakohl (8)
75 g Stauden-sellerie (12)
1 EL Öl (90)
40 g TK-Erbsen (36)
1 EL Sojasauce (10)
1/4 TL Ingwer (5)
2 Prisen Zucker (10)
3 gehackte Wal-nüsse (42)
1 Scheibe Roggen-vollkorntoast (82)

Tomaten sind reich an Vitamin C und E – Immunabwehr, Haut und Haare profitieren davon.

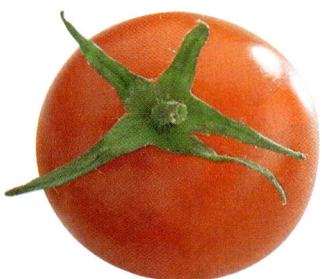
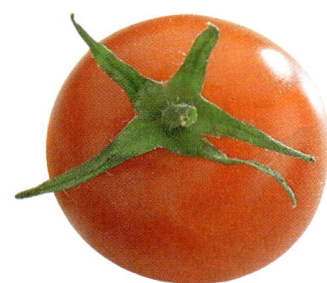

Zutaten

337 kcal/1415 kJ
150 g TK-Brokkoli (39)
1 TL Öl (45)
1 fein gehackte
Zwiebel (20)
50 g Kassler (78)
1/2 TL Muskat (5)
0,5 l alkoholfreies
Bier (150)

BROKKOLIPFANNE

1

Den Brokkoli in Röschen teilen und die Stengel in Scheiben schneiden.

2

Salzwasser aufkochen lassen und den Brokkoli etwa fünf Minuten blanchieren. Dann eiskalt abschrecken und gut abtropfen lassen.

3

Das Öl in einer beschichteten Pfanne mit hohem Rand erhitzen und die Zwiebel darin glasig dünsten.

4

Das Kassler klein würfeln und mit dem Brokkoli in die Pfanne geben. Alles gut anbraten, salzen, pfeffern und mit Muskat würzen.

Zutaten

284 kcal/1193 kJ
1/2 kleiner Blumen-
kohl (47)
1 kleine Zwiebel (20)
1 Knoblauchzehe (6)
1/2 rote Paprika-
schote (20)
1 EL Öl (90)
einige Senfkörner (2)
je 1 Prise Ingwer,
Kurkuma,
Kümmel (12)
1 EL Curry (18)
Zitronensaft (20)
2 EL Petersilie (2)
1/4 l Apfelsaft-
schorle 1:1 (47)

BLUMENKOHL ASIATISCH

1

Den Blumenkohl waschen und in Röschen teilen. Die Zwiebel und den Knoblauch fein hacken. Die Paprika würfeln.

2

Das Öl in einem Topf erhitzen und die Senf-körner kurz anrösten. Die Zwiebel und den Ing-wer hinzufügen, glasig dünsten. Dann den Knob-lauch und die gewürfelte Paprikaschote, Kurkuma, Kümmel, Curry und den Blumenkohl in den Topf geben, salzen. Im geschlos-senen Topf unter gelegent-lichem Umrühren etwa 15 Minuten garen.

3

Das Gemüse vor dem Servieren mit Zitronensaft beträufeln und mit Petersilie bestreuen.

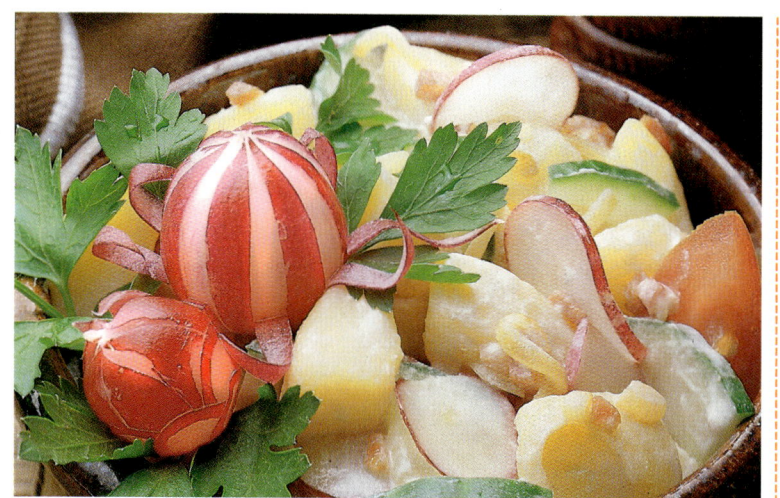

KARTOFFELSALAT MIT KRÄUTERN

1
Die Kartoffeln dämpfen, schälen und in dünne Scheiben schneiden. Mit der heißen Brühe übergießen und kurz durchziehen lassen.

2
Den Essig mit Salz, Pfeffer und Senf vermischen. Unter ständigem Rühren die Salatcreme hinzufügen.

3
Die Zwiebel in Würfel schneiden und mit der Marinade und den Kräutern über die Kartoffeln geben.

4
Alle Zutaten gut vermischen. Den Kartoffelsalat vor dem Servieren etwas durchziehen lassen.

Tipp
Sollten Sie während Ihrer Apfelessigkur Gäste haben – kein Problem. Unsere Rezepte sind so wohlschmeckend und auch sättigend, dass Sie auch vor den Augen (und Gaumen) Ihrer Besucher bestehen.

Zutaten

355 kcal/1491 kJ

250 g fest kochende Kartoffeln (207)
5–8 EL heiße Brühe (10)
1 EL Apfel- oder Rotweinessig (4)
Salz, Pfeffer
1 TL mittelscharfer Senf (4)
2 EL leichte Salatcreme (100)
1 kleine Zwiebel (20)
1 EL frische gehackte Kräuter (10)

ROGGENSALAT

349 kcal/1466 kJ
25 g Roggen-
körner (79)
4 Radieschen (8)
400 g Stauden-
sellerie (44)
40 g Gouda (106)
4 EL Weißwein- oder
Apfelessig (16)
1 TL Senf (4)
1 EL Sonnen-
blumenöl (90)
Salz, Pfeffer
2 EL gehackte
Petersilie (2)
1 EL Kresse

1

Das Getreide möglichst
am Vortag in Wasser
einweichen.

2

Wenn das nicht möglich
ist, das Getreide mit
1/8 l Wasser in einen
Topf geben und einmal
kurz aufkochen lassen.
Etwa fünf Minuten köcheln
und etwa eine Stunde
zum Quellen stehen lassen.
Abseihen und gut
abtropfen lassen.

3

Die Radieschen halbieren,
den Sellerie in feine Ringe
schneiden. Das Gemüse mit
dem lauwarmen Getreide
vermischen. Den Käse
reiben und über das
Gemüse streuen.

4

Aus Essig, Senf, Öl,
Salz und Pfeffer eine
Marinade rühren und
über den Salat geben.
Mit der Petersilie und
der Kresse bestreuen.

ZUCCHINI MIT PARMESANFÜLLUNG

336 kcal/1411 kJ
1 mittelgroße
Zucchini (40)
1 TL Butter (47)
1 kleingehackte
Schalotte (20)
1 EL Semmel-
brösel (21)
1 Ei (100)
15 g Parmesan (36)
1/2 TL Muskat (5)
Salz, Pfeffer

1

Die Zucchini der Länge
nach halbieren und
kurz in kochendem
Wasser blanchieren.
Das Innere entfernen und
etwas Fruchtfleisch
herausschaben. Die
Zucchinihälften leicht
salzen, und mit der
Schnittfläche nach unten
abtropfen lassen.

2

Die Hälfte der Butter
in einer Pfanne erhitzen
und die Schalotte darin
andünsten. Die Semmel-
brösel dazugeben und
bei schwacher Hitze
goldgelb rösten.

3

Den Backofen auf
200 °C vorheizen.

4

Das Fruchtfleisch der Zucchini klein hacken, in der Pfanne mit den Semmelbröseln und der Schalotte verrühren. Das Ei und den Parmesan dazugeben. Falls keine feste Masse entstehen sollte, noch etwas Semmelbrösel zum Binden dazugeben. Mit Muskat, Salz und Pfeffer würzen.

5

Zucchinihälften mit der Masse füllen. Halbe Zucchini in Scheiben schneiden und auf die gefüllte Zucchini legen.

6

Die gefüllten Zucchinihälften in eine mit der restlichen Butter eingefettete Auflaufform geben und bei 200 °C etwa 20–30 Minuten garen.

1/2 mittelgroße Zucchini zum Verzieren (20)
1/4 l Apfelsaftschorle 1:1 (47)

DESTILLIERTES WASSER

Das kalorienärmste Getränk ist destilliertes Wasser. Es begünstigt die Ausscheidung von Schlackenstoffen und wirkt entwässernd. Mineralien aus Mineralwässern enthalten nicht die erforderlichen natürlichen Begleitstoffe, wie sie in frischen Frucht- und Gemüsesäften enthalten sind. Wenn Sie destilliertem Wasser bis zur Hälfte Gemüse- oder Obstsäfte zugeben, erhalten Sie ein kalorienreduziertes Getränk. Die Zugabe von Obstessig gleicht den Geschmacksverlust aus. 100 Kalorien entsprechen: 250 ml Ananassaft, 250 ml Apfelsaft, 350 ml Birnensaft, 250 ml Grapefruitsaft, 350 ml Holundersaft, 250 ml Mandarinensaft, 400 ml Passionsfruchtsaft, 250 ml Pfirsichsaft, 200 ml Sanddornsaft, 250 ml Sauerkirschsaft, 700 ml Karottensaft, 250 ml Orangensaft, 500 ml Sauerkrautsaft, 450 ml Rote-Bete-Saft, 300 ml Johannisbeersaft.

Die Radieschen verleihen der Kartoffelsuppe eine angenehme Schärfe.

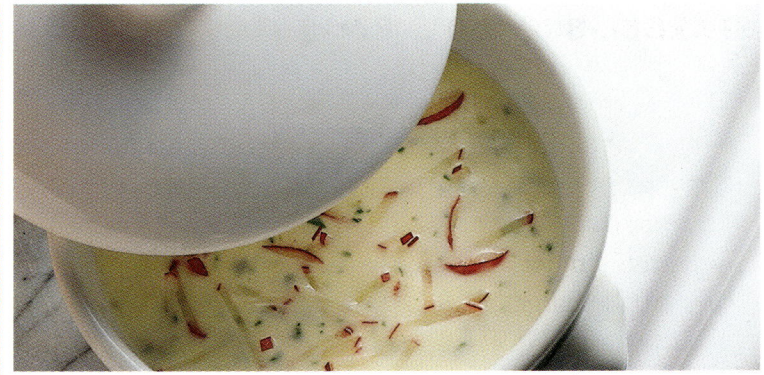

Zutaten

342 kcal/1436 kJ
10 Radieschen (20)
60 g mehlig kochende Kartoffeln (55)
1 Schalotte (20)
1 TL Butter (47)
1/4 l Gemüsebrühe (10)
25 g Creme fraîche (73)
Salz, Pfeffer
1 EL Petersilie (1)
2 Scheiben Weizenvollkorntoast (116)

CREMESUPPE MIT RADIESCHEN

1

Zwei Radieschen und etwas Grün zur Seite legen. Die restlichen Radieschen einschließlich Blattgrün klein schneiden.

2

Die Kartoffeln schälen und würfeln. Die Schalotte fein hacken. Die Butter in einem Topf erhitzen und die Schalotte glasig andünsten. Die klein geschnittenen Radieschen und Kartoffelwürfel dazugeben.

3

Die Gemüsebrühe zu den Kartoffeln geben, zum

Kochen bringen und etwa 20 Minuten köcheln lassen.

4

Die Suppe im Mixer pürieren oder durch ein Sieb passieren. Creme fraîche unterrühren. Nochmals aufkochen lassen. Mit Salz, Pfeffer und Petersilie abschmecken.

5

Die restlichen Radieschen in feine Scheiben schneiden, das Grün fein hacken und über die Suppe streuen.

6

Den Vollkorntoast zur Suppe servieren.

SPARGEL-BROKKOLI–RAGOUT

1

Den Spargel in Salzwasser mit dem Zucker und dem Butter in etwa zehn Minuten bissfest garen. Den Spargel warm stellen und den Sud aufheben.

2

Den Brokkoli in Röschen teilen, die Stiele in Scheiben schneiden und alles kurz in kochendem Wasser etwa 3 Min.) blanchieren, dann abgießen.

3

1/8 l des Spargelsuds aufkochen und auf die Hälfte einkochen lassen. Den Spargel in Stücke schneiden und mit dem Brokkoli und den Krabben in den Sud geben.

4

Die Sahne und das Eigelb verquirlen und die Sauce damit legieren. Mit Zitronensaft, Salz und Pfeffer abschmecken.

Zutaten

322 kcal/1352 kJ

125 g weißer Spargel (17)

1 Prise Zucker (10)

1 TL Butter (47)

120 g Brokkoli (32)

40 g Krabben (42)

2 EL Sahne (94)

1 Eigelb (70)

Saft 1/2 Zitrone (10)

ZUCCHINI-SPINAT-OMELETT

1

Den Spinat gründlich waschen, in wenig Wasser kurz andünsten, bis er zusammenfällt. Abkühlen lassen und klein hacken.

2

Die Zucchini in dünne Scheiben schneiden. Die Schalotte und die Kräuter klein hacken. Die Eier in

einer Schüssel verquirlen, mit Salz und Pfeffer würzen. Die Zucchini, den Spinat, die Schalotte und die Kräuter dazugeben und alles gut vermischen.

3

In einer beschichteten Pfanne das Öl erhitzen und das Omelett auf beiden Seiten goldgelb backen.

Zutaten

320 kcal/1344 kJ

125 g junger Blattspinat (15)

1 mittelgroße Zucchini (40)

1 Schalotte (20)

1 EL Petersilie (1)

2 Basilikumblättchen

1 Salbeiblättchen

2 kleine Eier (154)

1 EL Olivenöl (90)

Zutaten

359 kcal/1508 kJ
75 g Champignons (13)
40 g Naturjoghurt 1,5% Fett (17)
1 Knoblauchzehe (6)
Salz
1 Putenschnitzel 100 g (119)
1 EL Sojasauce (10)
1 TL Sonnenblumenöl (45)
Pfeffer
1 Msp. Paprikapulver edelsüß (3)
1 EL gehackte Petersilie (1)
1 Kornbrötchen (145)

Für Geflügelliebhaber: Putenbrust mit Pilzen und Joghurt.

PUTEN-CHAMPIGNON-SNACK

1

Die Champignons vorsichtig säubern und je nach Größe vierteln oder halbieren.

2

Den Knoblauch pressen und unter den Joghurt rühren. Den Knoblauchjoghurt mit etwas Salz abschmecken.

3

Das Putenfleisch in der Sojasauce wenden und mit dem Öl in einer beschichteten Pfanne etwa vier Minuten braten.

4

Die zerkleinerten Pilze dazugeben und mitdünsten. Mit Salz, Pfeffer, Paprika und Petersilie würzen.

5

Den Knoblauchjoghurt zum gebratenen Fleisch und zu den Pilzen servieren.

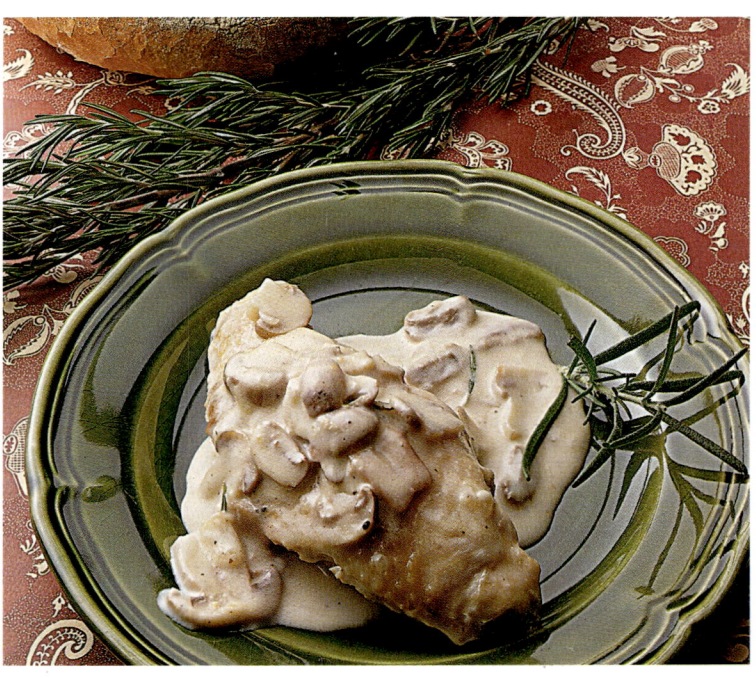

TOFU – DAS VEGETARISCHE STEAK

Seit einiger Zeit hat Tofu, der auch als Sojabohnenquark bezeichnet wird, Einzug in unsere Küchen gehalten. Zu Recht: Tofu ist ein wertvolles Nahrungsmittel mit rein pflanzlichem Eiweiß und zudem kalorien- und fettarm. Tofu ist daher eine äußerst gesunde und wohlschmeckende Alternative zu Fleisch.

KARTOFFEL-PFIFFERLING-CREMESUPPE

1

Den Tofu in kaltes Wasser legen und etwa fünf Minuten ruhen lassen.

2

Die Pilze gründlich putzen und je nach Größe halbieren oder vierteln. Das Fett in einem Topf erhitzen und die Pilze darin kurz andünsten. Herausnehmen und warm stellen.

3

Die Zwiebel klein hacken und die Kartoffel würfeln. Die Zwiebel und die Kartoffelwürfel im Topf hell anschwitzen, mit der Brühe ablöschen und zugedeckt ca. 15 Min. köcheln lassen.

4

Den Tofu abtropfen lassen, ebenfalls würfeln und in die Suppe geben. Anschließend die Suppe mit dem Mixstab pürieren und schaumig aufschlagen. Die Suppe wieder aufkochen lassen und mit Sojasauce und Pfeffer abschmecken.

5

Die Pfifferlinge kurz in der Suppe erhitzen. Das Basilikum klein hacken und vor dem Servieren über die Suppe streuen.

6

Zu der Suppe den Toast und die Orangensaftschorle servieren.

Zutaten

288 kcal/1210 kJ
30 g Tofu (32)
60 g frische Pfifferlinge (11)
1 TL Sonnenblumenöl (45)
1 kleine Zwiebel (20)
1 Kartoffel ca. 70 g (58)
125 ml Gemüsebrühe (5)
1 EL Sojasauce (10)
Pfeffer
1 EL Basilikum (1)
1 Scheibe Weizenvollkorntoast (58)
1/4 l Orangensaftschorle 1:1 (48)

SAUERKRAUTKARTOFFELN

Zutaten

318 kcal/1336 kJ
200 g Kartoffeln (166)
1 kleine Zwiebel (20)
100 g Sauerkraut (20)
5 Radieschen (10)
1 EL Sonnen-
blumenöl (90)
1/4 l Gemüse-
brühe (10)
1 EL gehackte
Petersilie (1)
1 EL gehackter
Schnittlauch (1)

Gut fürs Gehirn und Ihr Nervensystem: Sauerkraut enthält reichlich Vitamin C und Vitamin B12.

1

Die Kartoffeln im Kartoffeldämpfer in etwa 20 Minuten garen. Abkühlen lassen, schälen und in Scheiben schneiden.

2

Die Zwiebel klein hacken und das Sauerkraut grob zerkleinern. Die Radieschen waschen und ohne das Grün in Scheiben schneiden.

3

Die Kartoffeln, die Zwiebeln, das Sauerkraut und die Radieschen mischen. Das Öl dazugeben und alles mit der Brühe und den Kräutern abschmecken.

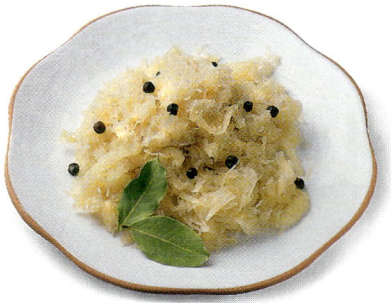

GERÄUCHERTE FORELLE MIT KNOBLAUCH-KNÄCKE

Zutaten

326 kcal/1369 kJ
100 g Forellenfilet
geräuchert (190)
2 TL Halbfett-
butter (50)
1 große Knoblauch-
zehe (6)
1 TL Kräuter nach
Wahl (10)
2 Scheiben
Knäckebrot (70)

1

Das geräucherte Forellenfilet möglichst frisch bei einem Händler Ihres Vertrauens kaufen.

2

Die Knoblauchzehe pressen und mit der weichen Butter vermischen. Die gehackten Kräuter unterrühren.

3

Die Knäckebrotscheiben mit der Kräuter-Knoblauch-Butter bestreichen und zum Forellenfilet servieren.

PELLKARTOFFELN MIT MILCH UND BUTTER

1

Die Kartoffeln im Kartoffeldämpfer in etwa 20 Minuten garen. Abkühlen lassen, schälen und in Scheiben schneiden.

2

Die Milch erwärmen, die Butter und die Kräuter unterrühren.

3

Die Kartoffeln zu der Milch geben. Möglichst kein Salz zugeben, da Halbfettbutter schon stark gesalzen ist.

344 kcal/1445 kJ
200 g Kartoffeln (166)
1/4 l Milch
1,5% Fett (118)
2 TL Halbfett-butter (50)
1 EL Kräuter nach Geschmack (10)

SCHLÜSSEL ZUR GESUNDHEIT

Die moderne Medizin erkennt zunehmend, dass die Pioniere der Ernährungsforschung (z. B. Bircher-Benner) einen wichtige Schlüssel für eine stabile Gesundheit gefunden haben: Nur lebendige Nahrung kann Leben erhalten. Wird der Anteil an totgekochten Nahrung zu groß, so stehen all den Krankheiten, die unsere medizinischen Lexika füllen, Tür und Tor offen.

FRÜCHTEKNÄCKE

1

Die Banane schälen und in Stücke schneiden. Von der Ananas den Strunk entfernen, schälen und in kleine Stücke schneiden.

2

Das klein geschnittene Obst mit dem Quark verrühren, bei Bedarf etwas Wasser zugeben. Sie können den Quark nach Geschmack auch mit etwas Süßstoff süßen.

3

Die Knäckebrotscheiben mit dem Fruchtquark bestreichen.

303 kcal/1273 kJ
1/2 Banane (40)
100 g Ananas (30)
1 Pfirsich (55)
100 g Mager-quark (73)
3 Scheiben Knäcke-brot (105)

Zutaten

294 kcal/1235 kJ
50 g Reis (183)
150 Cham-
pignons (26)
1 große Zwiebel (30)
1 TL Sonnenblumen-
öl (45)
Salz, Pfeffer
1 EL Kräuter nach
Geschmack (10)

**Pilze schmecken
sehr gut und sind
Vitamin-K-Spender.**

REIS-CHAMPIGNON-RISOTTO

1

Den Reis in der doppelten
Menge Wasser einmal
aufkochen, dann bei
schwacher Hitze
etwa 20 Minuten quellen
lassen.

2

Die Champignons putzen
und je nach Größe halbieren
oder vierteln. Die Zwiebel
fein würfeln.

3

Das Öl in einem Topf erhitzen. Die Zwiebel glasig
dünsten. Die zerkleinerten
Pilze dazugeben, kurz mitdünsten. Den gekochten
Reis hinzufügen.

4

Mit Salz und Pfeffer
abschmecken und die
fein gehackten Kräuter
darüber geben.

Zutaten

282 kcal/1184 kJ
1 Scheibe Vollkorn-
brot (87)
1 TL Halbfett-
butter (25)
100 g Puten-
krakauer (140)
1 Gewürzgurke (5)
1 Tomate (25)

VOLLKORNBROT MIT BUTTER UND PUTENWURST

1

Das Vollkornbrot dünn mit
der Butter bestreichen.

2

Das Brot mit der Wurst
belegen und der in

Scheiben geschnittenen
Gurke garnieren.

3

Die Tomate waschen, in
Achtel schneiden und zum
Vollkornbrot servieren.

ROHKOSTTAGE

Zwei Rohkosttage geben Ihnen einen zusätzlichen Vitalitätsschub. Die Verträglichkeit von Rohkost ist besser, wenn zwischen der Einnahme von Rohem und Gekochtem mindestens zwei Stunden vergangen sind. Deshalb sind reine Rohkosttage ideal. Am leichtesten fällt es Ihrem Verdauungssystem, wenn es sich pro Mahlzeit mit nur einer Frucht- oder Gemüseart auseinandersetzen muss. Diese sollte in kleineren Mengen in stündlichen Abständen genossen werden. in Verbindung mit Apfel- oder Kräuteressig sind folgende Früchte und Gemüse besonders leicht verdaulich: Äpfel, Aprikosen, Avocados, Bananen, Birnen, Champignons, Erdbeeren, Erbsen, Feldsalat, Fenchel, Gurken, Heidelbeeren, Karotten, Kohlrabi, Kopfsalat, Melonen, Spargel.

SAUERKRAUTSALAT

1

Das Sauerkraut klein zerpflücken. Die Trauben halbieren, Apfel in dünne Scheiben schneiden. Die Apfelscheiben gleich mit dem Zitronensaft beträufeln. Die Mandarine in Schnitze zerteilen.

2

Aus dem Orangensaft, dem Naturjoghurt, dem Sonnenblumenöl, Pfeffer, Zucker und Worcestersauce ein Dressing herstellen und den Salat damit marinieren.

3

Den Sauerkrautsalat vor dem Servieren möglichst etwas durchziehen lassen. Das Knäckebrot dazu essen.

Zutaten

370 kcal/1554 kJ
60 g rohes Sauerkraut (12)
100 g Weintrauben (72)
1/2 Apfel (38)
1 EL Zitronensaft (5)
1 Mandarine (18)
1 EL Orangensaft (6)
150 g Naturjoghurt 1,5% Fett (63)
1 EL Sonnenblumenöl (90)
Weißer Pfeffer
1 TL Zucker (20)
1 Spritzer Worcestersauce (11)
1 Scheibe Knäckebrot (35)

Zwischenmahlzeiten

Erste Hilfe gegen Hungerstress

Bei Heißhunger kann ein kleines Trinkfläschchen voll Sättigungsessig helfen, das Sie ständig bei sich führen. Geben Sie einen Teelöffel Honig zu, um einer eventuellen Unterzuckerung vorzubeugen.

Die vorgeschlagenen Zwischenmahlzeiten enthalten im Durchschnitt etwa 100 kcal und dienen der Zufuhr von Vitalstoffen. Die verhältnismäßig hohe Kalorienzahl wirkt dem gefürchteten Jo-Jo-Effekt entgegen, weil die kleinen Mahlzeiten für langsames Abnehmen ohne Hungergefühle sorgen. Achten Sie darauf, dass Sie insgesamt 1400 Kalorien pro Tag nicht überschreiten.

Hier einige Vorschläge für empfehlenswerte Zwischenmahlzeiten. Ein bis zwei davon dürfen Sie sich pro Tag gönnen – je nach Zusammenstellung der Hauptmahlzeiten.

✳ 150 ml Karottensaft (21), eine Scheibe Weizenknusperbrot (38), 30 g Kräutermagerquark (25): 84 kcal/353 kJ

✳ 150 ml Rote-Bete-Gemüsesaft (35), eine Scheibe Vollkornknäcke (31), belegt mit einem Salatblatt und einigen Gurken- und Tomatenscheiben, dazu 100 g Kohlrabi (26): 92 kcal/386 kJ

✳ Eine Scheibe Knäckebrot (35), mit fünf Scheiben Ei (50) und einer Essiggurke (5) belegt: 90 kcal/378 kJ

✳ 150 ml Tomatensaft (21), eine Scheibe Knäckebrot leicht und cross (27), 7 g Kräuterbutter (48): 96 kcal/403 kJ

Nach Bedarf mit einem leichten Dressing aus Naturjoghurt und Kräutern anrichten. 50 ml Dressing genügen und haben maximal 30 kcal.

✳ 125 g Joghurt 0,3% Fett (57), 1 EL Weizenkeime (44) einrühren und mit Süßstoff abschmecken: 101 kcal/424 kJ

✳ 150 g fein geraspelte Karotte (42), 150 ml Orangensaft (58): 100 kcal/420 kJ

✳ 150 g Netz- oder Honigmelone: 80 kcal/336 kJ

✳ 50 g rohe, fein geraspelte Rote Bete (18) mit 1 EL Sahne (47) und einem halben geraspelten Apfel (38) mischen und mit Süßstoff abschmecken: 103 kcal/433 kJ

✳ Ein großer Apfel: 100 kcal/420 kJ

✳ 17 Cashewkerne oder 30 Haselnüsse oder 17 Mandeln: 100 kcal/420 kJ

FRISCH ODER TIEFGEFROREN HABEN UNTER 100 KALORIEN

Obst	Gramm	Gemüse	Gramm
Ananas	300	Bambussprossen	500
Äpfel	225	Blattspinat	750
Aprikosen	150	Blumenkohl	450
Bananen	150	Bohnensprossen	250
Birnen	200	Brokkoli	375
Brombeeren	175	Champignons	600
Clementinen	300	Chicorée	600
Erdbeeren	300	Chinakohl	900
Feigen	150	Eisbergsalat	1000
Grapefruits	350	Endiviensalat	800
Heidelbeeren	250	Feldsalat	800
Himbeeren	275	Karotten	350
Kirschen	175	Kohlrabi	375
Kiwis	100	Kopfsalat	750
Mandarinen	300	Kürbis	500
Mangos	200	Paprikaschoten	450
Marillen	200	Radicchio	750
Nektarinen	175	Radieschen	600
Orangen	275	Rettich	700
Papayas	400	Salatgurke	700
Pfirsiche	250	Sauerkraut	500
Pflaumen	175	Schwarzwurzeln	150
Stachelbeeren	200	Spargel, weiß	700
Wassermelonen	375	Steinpilze	400
Weintrauben	150	Tomaten	500
Zuckermelonen	300	Zuckererbsen	175
Zwetschgen	175	Zuckermais	250

80 bis 120 Kalorien darf eine Zwischenmahlzeit enthalten. Mit diesen Lebensmitteln können Sie nicht nur eine anhaltende Sättigung erreichen. Sie führen Ihrem Körper gleichzeitig wichtige Bausteine für seine Gesunderhaltung zu, wie z. B. Vitamine, Mineralien, Spurenelemente, Enzyme und hochwertige Eiweißverbindungen.

Mein Körper und ich

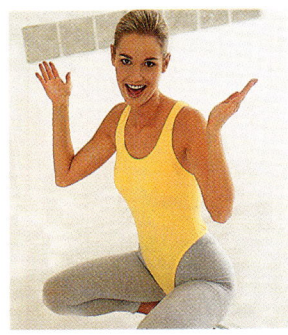

Lernen Sie Ihren Körper zu kontrollieren – er wird es Ihnen danken!

Falsche und ungesunde Gewohnheiten aufzugeben ist äußerst schwer, da hier der Verstand gegen die Psyche kämpfen muss. Jeder weiß, wie schnell man angesichts eines leckeren Tortenstücks sämtliche guten Vorsätze und medizinischen Ratschläge vergisst. Es ist also wichtig, nicht nur rational die Notwendigkeit einer gesünderen Ernährung einzusehen. Wenn die Umstellung wirklich gelingen soll, müssen Sie auch emotional eine neue Einstellung zum Thema Essen finden.

Die innere Einstellung verändern

Auf der Suche nach einem möglichst einfach anzuwendenden therapeutischen Verfahren, um mit Schwächen und Abhängigkeiten fertig zu werden, sind wir auf eine sehr wirksame Methode der Südseeinsulaner gestoßen. Die Kahunas sind davon überzeugt, dass jeder seinen Körper, seine Gedanken und Gefühle beeinflussen und steuern kann. Wie dies funktioniert, erfahren sie in diesem Kapitel.

Doch zunächst möchten wir Sie bitten, eine kleine Entspannungsübung zu machen. Lesen Sie die Übung zuerst ganz durch und probieren Sie es dann einfach einmal aus.

Entspannungsübung

✳ Wir beginnen mit einer Körperbeobachtung. Wie berühren die Füße den Boden? Sind sie entspannt und locker? Geht es noch bequemer? Gehen Sie bewusst Ihren Körper innerlich durch. Nehmen Sie den Unterkörper wahr. Lassen Sie die Beine

Wir möchten nicht nur Rezepte mit weniger Kalorien vorschlagen, sondern auch einen Weg aufzeigen, mit dem eigenen Körper anders umzugehen und eine veränderte Einstellung zum Thema Essen zu finden.

80

locker werden, bringen Sie den Rücken in eine bequeme Position, dann die Arme, den Hals, den Kopf. Probieren Sie im Sitzen oder Liegen verschiedene Stellungen aus, bis Ihr ganzer Körper so entspannt wie möglich ist.

✳ Wenn Sie irgendwo angespannt sind, dann konzentrieren Sie sich darauf und lösen die Spannung, indem Sie sich vorstellen, Sie würden in diese Körperstelle hineinatmen oder -summen. Entspannen, tief Luft holen und beim Ausatmen locker und leicht in diese Stelle atmen oder summen.

✳ Nun beobachten Sie Ihre Gedanken. Nicht eingreifen, einfach nur wahrnehmen: »Was denke ich gerade?« Schauen Sie Ihren Gedanken einfach nur zu. Ganz unbeteiligt, als ob Sie im Kino säßen und die Leinwand beobachten.

✳ Greifen Sie einen Gedanken heraus und überprüfen Sie, ob dieser Gedanke Ihrem inneren Grundgefühl entspricht. Passt dieser Gedanke zu Ihrer Vorstellung von einem erfüllten und stimmigen Leben? Hilft er, Ihre Ziele zu verwirklichen?

✳ Sollte das nicht der Fall sein, so ändern Sie ganz bewusst genau diesen Gedanken. Denken Sie ihn neu, anders, sodass er Ihnen ganz entspricht, dass Sie sagen können: »Jawohl, so entsprichst du meinem inneren Grundgefühl.« Natürlich können Sie auch bewusst einen neuen Gedanken denken.

✳ Als nächstes betrachten Sie Ihre Gefühle. Was fühlen Sie gerade? Werden Sie sich Ihrer eventuell unterschiedlichen Gefühle bewusst.

✳ Natürlich können Sie auch Ihre Gefühle verändern. Versetzen Sie sich doch einmal in ein Gefühl der guten Laune. Das geht ganz einfach: Stellen Sie sich vor, Sie treten vor einen inneren Spiegel, Sie schauen hinein, sehen Ihr Spiegelbild an. Ihr Spiegelbild lächelt Ihnen zu.

✳ Lassen Sie zu, dass dieses innere Lächeln sich ausbreitet in Ihrem ganzen Sein, bis es auch außen, in Ihrem Gesicht in Erscheinung tritt. Lächeln Sie.

Wer mit sich selbst im Reinen ist, seinen Körper und seine Gefühle akzeptiert, strahlt dies auch auf seine Mitmenschen aus: Sie werden vielleicht staunen, wie einfach es ist, dieses neue Grundgefühl sich selbst und der Umwelt zu vermitteln.

Sie sind nicht Ihr Körper! Sie können Ihre Gedanken und Gefühle mit Ihrem Selbstbewusstsein steuern und über sie entscheiden.

✳ Stellen Sie sich einfach vor, jede Körperzelle lächelt. Sie haben hundert Billionen Zellen und jede einzelne Zelle lassen Sie jetzt einmal lächeln. Spüren Sie, wie Ihr Körper sich gleich viel wohler fühlt.

✳ Mit diesem Lächeln auf den Lippen öffnen Sie anschließend Ihre Augen.

Erkennen Sie, wer Sie wirklich sind

Nachdem Sie diese Übung abgeschlossen haben, machen Sie sich Folgendes bewusst: Wer hat jetzt gerade Ihren Körper beobachtet? Wer hat die Gedanken wahrgenommen und geändert? Wer hat die Gefühle optimiert? Wer hat Ihre Laune verbessert? Das waren Sie selbst!

Aus dieser Erfahrung können Sie eine lebenswichtige Konsequenz ziehen: Sie selbst können Ihren Körper und Ihr Gedächtnis beobachten, können entscheiden, was im Körper an Gedanken und Gefühlen abläuft. Sie sind das Eine, der Körper und die Gedanken sind das Andere.

Lächeln Sie einfach Ihr Spiegelbild an … es wird Ihnen gut tun!

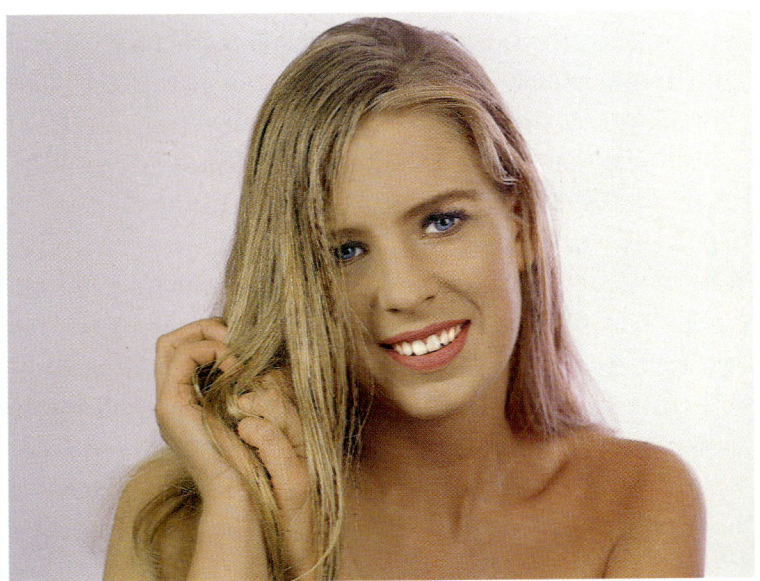

Wenn Sie diese Erkenntnis erst einmal verinnerlicht haben, dann haben Sie auch schon den ersten Schritt geschafft. Allerdings ganz so einfach geht es nicht weiter. Denn sobald Sie nicht bewusst daran denken, werden Sie sich immer wieder so fühlen, als wären Sie Ihr Körper. Sie werden meinen, Sie müssten dies oder jenes tun, Sie hätten Hunger, Angst, wären aufgeregt oder zornig usw.

Machen Sie sich kleine Spickzettel, die Sie an verschiedenen Orten platzieren, schreiben Sie es mit einem feinen Markerstift auf das Glas Ihrer Uhr: »Ich bin nicht mein Körper!«

Seien Sie sich der Versuchungen Ihres Körpers im täglichen Lebensrhythmus stets bewusst. Verkrampfen Sie dabei jedoch nicht. Gehen Sie mit Ihrem neu gewonnenen Geist-Körper-Bewusstsein entsprechend – wie selbstverständlich – um. Sie werden sehen, wie »locker« Sie von nun an mit derartigen Gegebenheiten fertig werden.

Die Erkenntnis anwenden

Schauen Sie von jetzt an Ihrem Körper so häufig wie möglich beim Denken, Fühlen und Handeln zu. Beobachten Sie sich ganz genau, besonders in kritischen Situationen.

✳ Wenn Sie an einer Bäckerei vorbeikommen, aus der Ihnen leckerer Kuchenduft entgegenschlägt, denken Sie ganz bewusst: »Mein Körper bekommt sofort wieder Hunger, dabei habe ich erst vor kurzem etwas gegessen. Mit dem bekannten flauen Gefühl im Magen wird er wohl versuchen, mich zum Kaufen zu verführen. Er wird sich in Zukunft daran gewöhnen müssen, dass hier geschieht, was mein Bewusstsein will!«

✳ Jemand bietet Ihnen etwas zu essen an, die Verführung ist groß. Seien Sie schneller als der Körper, denn der will sofort zugreifen. Erst nach dem letzten Bissen will er Ihnen bewusst werden lassen, dass Sie ja gar nichts essen wollten: Für einige Augenblicke wäre Ihr Bewusstsein ausgeschaltet.

Übergewicht ist nicht nur eine Belastung für die Psyche, auch der Körper leidet in vielfältiger Form unter zu vielen Fettdepots. Wer sich das immer wieder bewusst macht, wird es sicher schaffen, seine Ernährungsgewohnheiten zu ändern.

Das Leben ist so lange ein ständiger Zweikampf, bis der Körper gelernt hat, sich seinem Herrn unterzuordnen, sagen die Kahunapriester.

Ein harter Weg

Hat das Selbstbewusstsein, das wahre Ich gewonnen, so gehen Sie gereift und selbstsicher durch die Welt. Hat jedoch der Körper mit seinen Süchten und Abhängigkeiten gesiegt, so bleibt das Ich in dem übergewichtigen, kranken, von Süchten und Abhängigkeiten geplagten Körper gefangen.

Das hört sich hart an, aber diese Technik der Kahunas ist ein bewährter Weg, der bereits vielen unserer Patienten half. Wer einmal kleine Kinder oder Tiere betreut und erzogen hat, der weiß um die erforderliche Mischung aus Härte, Konsequenz und zärtlicher Nachgiebigkeit. Ebenso sollten Sie auch mit Ihrem Körper umgehen.

Sobald Sie sich Ihrer selbst bewusst und »bei sich« sind, sollten Sie zunehmend die Vorgänge in Ihrem Körper, sein Denken und Fühlen beobachten und lenken. Das geht nicht von heute auf morgen, sondern braucht meist Jahre bis zur Meisterschaft. Doch ist bereits der erste, kleinste Schritt der Anfang einer neue Freiheit von bislang erlebten Zwängen.

Warum nehme ich zu?

Hier schließt sich der Bogen zu der Frage: »Warum nehme ich immer mehr zu?« Überlegen Sie, welche Erlebnisse Ihr Körper gehabt haben könnte, dass er jetzt so eindringlich nach Nahrung verlangt. Indem Sie sich dieser Ursachen bewusst werden, lernen Sie Ihren Körper und seine Probleme verstehen. Es fällt Ihnen zunehmend leichter, konsequent gegenüber den Forderungen Ihres Körpers zu sein.

Um diese Ursachen herauszufinden, können Sie die oben geschilderte oder eine andere Entspannungstechnik anwenden. Versuchen Sie, sich in entspanntem Zustand an Erlebnisse der Kindheit zu erinnern, die im Zusammenhang mit Essen standen. Versetzen Sie sich in Gedanken in die Küche oder das Esszimmer aus Ihren Kindertagen. Lenken Sie erst Ihr Bewusstsein auf jene Dinge, die noch gut in der Erinnerung haften und gehen Sie langsam in Details hinein: »Wie war das damals, wie und was haben wir gegessen, was wurde gesprochen, wie habe ich mich damals gefühlt?« Wenn Sie sich diese und ähnliche Fragen beantwortet haben, werden Sie Ihren Körper besser verstehen können.

Zwiegespräch mit dem eigenen Körper

In Zukunft sollten Sie sich angewöhnen, eine besondere Art von Selbstgespräch zu führen, das etwa so ablaufen könnte: »Du brauchst dir keine Sorgen zu machen, wir gehen jetzt zwar am Bäckerladen vorbei, aber um sechs gibt es zu Hause wieder etwas zu essen.« Wichtig ist dabei: Sprechen Sie bitte mit Ihrem Körper so liebevoll, wie Sie es mit einem Kleinkind oder einem Haustier tun würden.

Und bedenken Sie: Befehle führen auch bei unserem Körper meist nur zu Aufsässigkeit und Dickköpfigkeit. Manchmal entwickelt sich sogar eine Art Zwiegespräch, in dem wir meinen, die Argumente und Ängste unseres Körpers wahrnehmen zu können.

Bereits in der Kindheit werden die Grundlagen für unser späteres Essverhalten gelegt. Deshalb macht es auch Sinn, diese ersten Erfahrungen und Eindrücke noch einmal gedanklich nachzuerleben.

Selbstbewusstsein und vertieftes Erleben

Auch Genießen will gelernt sein. Wenn Sie Ihren Körper bewusst als Mittler zum Erlebnis eines genussreichen Essens und als Vermittler einer Vielzahl anderer Genüsse anerkennen, so werden Sie erfahren, dass diese Erlebnisse viel tiefer und genussvoller werden. Dann können Sie sich problemlos und ohne Angst vor einem Rückfall in frühere, ungesunde Gewohnheiten auch einmal sagen: »Heute wollen wir uns ausnahmsweise einmal etwas Besonderes gönnen, darauf freuen wir uns beide. Damit du jedoch dadurch keine Herzverfettung oder Gelenkschmerzen bekommst, leben wir dann morgen wieder gesünder.«

Mein Körper ist zu dick

Die Macht und Kraft der Suggestion ist inzwischen durch eine Vielzahl wissenschaftlicher Untersuchungen belegt und anerkanntes medizinisches Allgemeinwissen. Für den Laien ist es jedoch wichtig zu wissen, dass jeder Gedanke, der in unserem Gedächtnis abläuft, suggestive Kraft haben kann. Vor allem, wenn er wiederholt wird. Wenn er sich mit den bisherigen im Gedächtnis gespeicherten Erfahrungswerten deckt, werden entsprechende körperliche Reaktionen ausgelöst.

Suggestionen positiv nutzen

Die erste Aussage ist ein entmutigender Energiefresser. Die zweite weckt innere Kräfte.

Suggestionen im Sinne von »Ich werde jeden Tag etwas dünner« oder »Immer, wenn ich etwas zu essen sehe, vergeht mir der Appetit« rufen bei Ihrem Körper nur Trotz hervor. Die Folge kennen Sie vielleicht bereits aus eigener Erfahrung.

Sagen Sie laut zu sich selbst: »Ich bin zu dick.« Machen Sie sich bewusst, wie Sie sich dabei fühlen.

Als nächstes sagen Sie ganz deutlich: »Mein Körper ist zu dick. Ich werde ihm helfen, schlanker zu werden«. Nehmen Sie wahr, wie unterschiedlich sich die beiden Aussagen auf Ihre Stimmung und Ihr Empfinden auswirken.

Suggestionshilfen

Vielleicht kommt Ihnen diese Technik etwas simpel und psychologisch nicht sehr überzeugend vor. Sie hat sich jedoch nicht nur bei den Kahunas auf den Inseln der Südsee bewährt, sondern ist vielen unserer Patienten eine wirksame Hilfe geworden.

Besorgen Sie sich ein Foto aus vergangenen Jahren, als Sie noch eine bessere Figur hatten. Wenn dies nicht möglich ist, dann eines von jemandem, der Ihnen ähnlich sieht. Sprechen Sie mit Ihrem Körper intensiv darüber, dass Sie so aussehen möchten. Während einer Entspannungsübung ist dies besonders wirkungsvoll.

Träumen Sie immer wieder von sich. Sehen Sie sich, wie Sie in ihrem Traumkörper aktiv und fit ein erfülltes und glückliches Leben führen. Erleben Sie diese Fantasiesituation mit allen Sinnen. Genießen Sie das positive Gefühl ausgiebig.

Falls Sie Zweifel haben sind diese nur der Beweis, dass Ihr Körper mitdenkt. Erklären Sie Ihm, warum Ihre Zielsetzung realistisch ist, dass Sie ihn lieben und ihm nur etwas Gutes tun, indem Sie Fett abbauen und ihn dadurch vor Krankheiten schützen.

Solche Zwiegespräche oder auch ein einfaches, gefühlvolles Einreden auf den Körper sollten nur einige Sätze umfassen. Wenn Sie zu langatmig und ausführlich werden, schaltet Ihr Körperbewusstsein eventuell ab. Nachfolgende Beispiele zeigen, wie solche Dialoge aussehen könnten:

Wer dauernd ans Essen denkt, denkt sich dick.

✳ »Guten Morgen mein lieber Freund, du weißt, dass wir heute wieder 100 Gramm oder auch etwas mehr an Fettzellen abbauen wollen. Tue du dein Bestes dazu. Ich werde darauf achten, dass wir uns nicht mit unnötigen Stoffen belasten. Wir wollen ja lange gesunde Freunde bleiben und gemeinsam viel Schönes erleben.«

✳ »Sicher könnten wir jetzt etwas essen, aber du kannst noch gar keinen Hunger haben. Schau, es gibt noch weitaus interessantere Dinge zu tun als essen.«

Ablenken hilft

Wer immer an Essen denkt, der bekommt Hunger und fühlt sich nie satt. Hier hilft es, das Denken in andere Bahnen zu lenken. Überlegen Sie, ob es in Ihrem Leben Dinge gibt, die interessanter sind als Essen. Dann denken Sie daran und tun Sie etwas in dieser Richtung. Über interessanten Beschäftigungen kann man den Hunger für eine gewisse Zeit vergessen.

»Ein warmes Bad tut dem Körper oft besser als ein warmes Essen.«
Chinesisches Sprichwort

Wenn Sie jedoch das Denken an das weniger Essen zum Mittelpunkt Ihres Seins machen, dann wird es sehr schwer. Suchen Sie sich neue Interessen und meiden Sie den Umgang mit Gewohnheitsessern. Entdecken Sie die Freude an der Bewegung wieder, dann fällt es viel leichter, das Essen für weniger wichtig anzusehen als bisher.

Ohne Bewegung hat es auch der Essig schwer

Die schönste Diät bringt nichts, wenn Sie nicht die beiden anderen Grundlagen der Gesundheit beachten: Psychohygiene und Bewegung. Wie Sie an Ihrer Einstellung arbeiten können, haben Sie im Vorhergehenden erfahren. Nun wollen wir uns dem anderen wichtigen Faktor, der Bewegung, zuwenden. Es gibt verschiedene Stufen von Übergewicht, die unterschiedliche gesundheitliche Folgen haben. Wir gehen von drei Stufen aus. Dazwischen gibt es natürlich eine ganze Reihe von Zwischenstufen.

Muskelgewebe hilft uns indirekt Fett abzubauen, denn die Ernährung des Muskelgewebes benötigt selbst im Ruhezustand mehr Energie als die von Fettzellen.

RICHTIGES MASS AN BELASTUNG

Ausdauersport hat nichts mit Leistungs- oder Hochleistungssport zu tun. Dieses Konditionstraining kann und muss genau auf die individuelle Herz-Kreislauf-Situation abgestimmt werden. Die Belastung darf nicht zu hoch sein, muss allerdings auch über das Gewohnte hinausgehen, da sonst zu wenig der notwendigen fettabbauenden Stresshormone gebildet werden.

Bereich des Normalgewichts: Körpergröße in Zentimetern minus 100. Davon minus 10 und plus 20 Prozent. Siehe auch Kasten auf Seite 34.

✳ Stufe 1: Das Normalgewicht ist leicht- bis mittelgradig überschritten, es liegen keine Beschwerden vor.

✳ Stufe 2: Das Normalgewicht ist mittel- bis hochgradig überschritten. Es liegen Beschwerden oder Krankheiten vor (Bluthochdruck, Kurzatmigkeit, Arthrosen, Diabetes).

✳ Stufe 3: Es besteht massives Übergewicht, sodass der Bewegungsspielraum eingeschränkt ist, und unter Umständen sogar Bettlägerigkeit vorliegt.

Welche Sportart ist geeignet?

Eine ärztliche Untersuchung gibt ihnen Aufschluss darüber, ob Sie einen Ausdauersport ausüben dürfen oder ob es sinnvoller ist, unter Aufsicht einer Krankengymnastin Übungen zu lernen, mit dem Fernziel, später einen Ausdauersport durchführen zu können.

Wer mit Ausdauersport wie Joggen, Radfahren, Schwimmen oder Skilanglauf beginnt, sollte mit kleinen Strecken anfangen und sich langsam steigern. Das gleiche gilt für Gymnastikübungen. Langsam anfangen, sich nicht überanstrengen. Sie sollten sich während des Trainings unterhalten können.

Arthrosen, Bluthochdruck, Altersdiabetes, Herzinfarkt, Arterienverkalkung, Rheuma und Gicht sind meist auf zu üppiges Essen zurückzuführen.

Wichtig: Regelmäßig Puls messen

Für alle Sportarten ist entweder eine Armbanduhr mit Sekundenzeiger oder ein Pulsmessgerät erforderlich.

Mit Hilfe der Pulsmessung bestimmen Sie Ihre optimale Trainingsbelastung hinsichtlich Zeit und Tempo. Je nach Bedarf können Sie so die Anforderungen an sich selbst erhöhen, z. B. längere Trainingszeiten, anstrengendere Übungen, steilere Trainingsstrecken.

Ausdauersport

* *Joggen*
* *Walken*
* *Bergwandern*
* *Schwimmen*
* *Radfahren*
* *Skilanglauf*

ERRECHNEN DES TRAININGSPULSES

Der Trainingspuls wird nach folgendem Muster errechnet: 180 minus Körpergewicht ±10; z. B.: Bei 90 kg Körpergewicht liegt der ideale Trainingspuls zwischen 80 und 100, bei 80 kg zwischen 90 und 110, bei 70 kg zwischen 100 und 130.

Bestimmen Sie vor dem Training Ihren Ruhepuls. Er sollte zwischen 60 und 80 Schlägen pro Minute liegen. Während des Trainings sollten Sie Ihren individuellen Trainingspuls erreichen, jedoch nicht überschreiten.

So trainieren Sie

Den Puls ertasten Sie am besten am inneren Handgelenk unter dem Daumenballen oder an der Halsschlagader. Immer nur mit den mittleren drei Fingern messen.

✳ Sie sollten regelmäßig und mindestens zweimal die Woche trainieren, und die Belastung sollte mindestens 20 Minuten andauern, sonst ist der Trainingseffekt gleich null.

✳ An Föhntagen, bei schwülem Wetter und bei Ozonbelastung sollten Sie immer nur in den frühen Morgenstunden oder am Abend üben und dabei nur bis zum unteren Wert des Trainingspulses gehen. Dies gilt auch, wenn Sie sich körperlich nicht ganz wohl fühlen.

✳ Beachten Sie Ihre Atmung. Wenn Sie sich während des Sports nicht mehr unterhalten können, überfordern Sie sich, oder ihre Atemtechnik ist nicht optimal.

✳ Wenn Sie genügend Zeit haben, beginnen Sie Ihren Tag, indem Sie noch im Bett liegend so lange mit Armen und Beinen strampeln, bis Sie außer Atem kommen. Nicht gleich aufhören, wenn Sie müde werden, sondern langsamer weiterstrampeln und dann wieder im Tempo anziehen. Ideal wäre eine Übungszeit von 30 Minuten. Anschließend duschen, dabei zum Schluss kalt abbrausen.

✳ Trainieren Sie, auch wenn es Ihnen vielleicht schwer fällt, bei jedem Wetter. Ist die Strecke uneben oder wetterbedingt rutschig, werden im Lauf der Zeit Trittsicherheit und Gleichgewichtsreaktionen geschult. Frieren und schwitzen helfen außerdem, überschüssige Pfunde abzubauen.

Wird der Trainingspulswert unterschritten, erzielen Sie keinen Trainingseffekt, überschreiten Sie ihn, belasten Sie Herz und Kreislauf zu sehr. Machen Sie dann langsamer weiter, bis der Puls wieder in den Trainingsbereich abgesunken ist.

✳ Nicht immer bleibt Zeit für ein langes Training im Freien. Doch auch zu Hause lassen sich Übungsmöglichkeiten finden. Treppen sind optimal dafür geeignet. Weitere Hilfsmittel sind Rudergerät, Laufband, Trimmrad und Kleintrampolin. Beginnen Sie auch hier langsam, achten Sie auf den Trainingspuls und setzen sich das Ziel, mindestens 30 Minuten durchzuhalten, ohne den oberen Trainingspuls zu überschreiten. Trainieren Sie vorsichtig und ausdauernd. Sie sollten sich nicht überfordern, aber zielstrebig üben.

RICHTIG ATMEN

Die richtige Atmung führt dem Körper ganz von allein mehr Sauerstoff zu, der auch das überschüssige Fett verbrennen hilft. Statt der oberflächlichen Brustatmung sollten Sie darauf achten, dass Sie immer möglichst tief in den Bauch atmen.

Das bringt das Training

✳ Rein rechnerisch dürften Sie pro abgenommenes Kilo den Trainingspuls um einen Pulsschlag erhöhen. Ihr Herz hat sich durch das Training so weit gekräftigt, dass es bei Belastung einen wesentlich geringeren Pulsanstieg benötigt, um den Organismus mit Sauerstoff zu versorgen.

✳ Die Muskulatur baut sich durch regelmäßige Bewegung wieder auf, dadurch frei werdende Muskelhormone stimulieren den Fettabbau des Körpers.

✳ Gut trainierte Muskeln schützen den Knochen- und Bandapparat bei Unfällen. Der Knochenstoffwechsel wird auch in den Wechseljahren aktiv bleiben, wodurch die gefürchtete Osteoporose weit hinausgeschoben, oft sogar ganz verhindert werden kann.

✳ Die Durchblutung der kleinsten Gefäße (Kapillaren) verbessert sich und der Ersatzkreislauf (Kollateralkreislauf) wird aktiviert. Der Gefahr von Herzinfarkt und Schlaganfall wird somit vorgebeugt.

✳ Durch die bessere Atmung wächst das Atemvolumen. Dies bewirkt, dass sich die Leistung des Gehirns verbessert. Konzentration und Merkfähigkeit sowie Antrieb und Kreativität werden gesteigert. Depressive Verstimmungen tauchen seltener auf bzw. verlieren sich schneller. So haben Sie auch weniger Gründe zum Essen und Zunehmen und fühlen sich insgesamt viel ausgeglichener.

Loben Sie ihren Körper, wenn er durchgehalten hat.

Regelmäßiges Atemtraining entspannt den ganzen Körper und macht den »Geist« frei.

Training für stärker Übergewichtige

Ergänzend zu unseren Vorschlägen müssen Menschen mit stärkerem Übergewicht allerdings einige Einschränkungen berücksichtigen. Sie sollten auf jeden Fall den Rat eines Arztes einholen. Bei konkreten körperlichen Beschwerden muss gemeinsam überlegt werden, ob eine krankengymnastische Einzeltherapie oder eine spezielle Therapiegruppe sinnvoll ist, z. B. eine Rheumagruppe, eine Koronargruppe, eine Rücken- oder Atemschule.

Besonderheiten bei Fettleibigkeit

Auch für starkes Übergewicht haben wir Trainingsvorschläge entwickelt – allerdings ist es in solchen Fällen sinnvoll und nötig, einen Arzt hinzuzuziehen.

Je stärker das Übergewicht, desto wichtiger ist es, eventuelle Maßnahmen mit dem Arzt abzusprechen. Und bei Fettleibigkeit muss auf jeden Fall eine Krankengymnastin hinzugezogen werden, um ein individuelles Bewegungsprogramm auszuarbeiten.

Fettsucht kann die Organe und das Knochensystem so belasten, dass Bewegung unmöglich wird. Ein fataler Kreislauf: In der Folge nimmt die Fettsucht zwangsläufig immer mehr zu. Das Herz ist gefährdet und deshalb muss hier ausnahmsweise eine vom Arzt vorgegebene Flüssigkeitseinschränkung eingehalten werden, da das Fettgewebe viel Flüssigkeit bindet und Kreislauf und Nieren zusätzlich belastet.

Salz- und fettarme Kost bei 1400 bis 1500 kcal kombiniert mit einer ausgeklügelten, fein dosierten Dauergymnastik im Bett und Dauerpackungen, hilft die ersten Kilos verschwinden zu lassen.

Hier gilt es, mehrmals am Tag – vier- bis fünfmal – kurze Zeit zu üben. Je schneller der obere Trainingspuls überschritten wird oder eine zu große Ermüdung eintritt, desto kürzer sollten Sie trainieren. Den für den Erfolg notwendigen Trainingsreiz erreichen Sie, wenn kleine Übungseinheiten möglichst stündlich wiederholt werden.

Unterstützende Maßnahmen

Essig-Sole-Bäder

Die bisherigen Maßnahmen und Ziele – Ernährungsumstellung, Training und bewusstes Leben – sollten Sie zusätzlich mit Essig-Sole-Bädern unterstützen.

Geben Sie ein Kilogramm Haushaltssalz und einen halben Liter Apfelessig beim Einlaufen in die Wanne. Baden Sie je nach Kreislaufbelastung 15 bis 30 Minuten bei etwa 38 °C. Erhöhen Sie die Temperatur nur, wenn es Ihr Kreislauf zulässt.

Die von uns empfohlenen Wickel sind ein probates Mittel, um den gewünschten Entfettungsprozess zu beschleunigen.

Dauerpackung

Um den Entfettungsprozess zu verstärken, eignen sich die nachfolgend beschriebenen Dauerpackungen besonders gut. Eine Dauerpackung ist ein nasser, kalter Dreiviertelwickel, der in zwei Versionen im Wechsel durchgeführt wird.

✳ Salzwasserwickel: Besteht aus einer 0,9-prozentigen Kochsalzlösung für die neun Gramm Salz in einem Liter Wasser aufgelöst werden.

✳ Wickel mit Apfelessigwasser: Mischen Sie Apfelessig mit Wasser im Verhältnis 1:10.

✳ Die Wickel sollten abwechselnd zwei- bis dreimal pro Woche durchgeführt werden.

✳ Tauchen Sie ein Bettlaken in die Flüssigkeit und wickeln Sie es von den Füßen bis unterhalb der Achselhöhlen um den Körper. Dann wickeln Sie sich dicht in ein Frotteetuch und packen sich mit einer warmen Decke ein.

✳ Während der Wickel zunehmend durchwärmt wird, wird er zur Schwitzpackung. Er bleibt möglichst über mehrere Stunden oder über Nacht angelegt.

✳ Dieser Wickel wirkt entlastend, normalisiert den Blutdruck, steigert die Durchblutung der Haut, entgiftet über den Schweiß und stimuliert Immunsystem und Fettstoffwechsel.

✳ Bei Unsicherheiten besprechen Sie sich mit Ihrem Arzt.

Impressum

Midena Verlag, Augsburg
© 1998 Weltbild Verlag GmbH
2., korrigierte Auflage 1998
Alle Rechte vorbehalten

Redaktion: Annette Gillich / Bettina Reichel
Bildredaktion: Miriam Zöller
Umschlag: Beatrice Schmucker
Layout: Christine Paxmann, München
Grafik / DTP-Produktion: AVAK Publikationsdesign, München
Reproduktion: Repro Ludwig, Zell a. See
Druck und Bindung: Offizin Andersen Nexö, Grafischer Großbetrieb, Leipzig

Gedruckt auf chlorfrei gebleichtem Papier

Printed in Germany

ISBN 3-310-00473-2

Über die Autoren

Joachim H. Angerstein ist als Heilpraktiker und Psychotherapeut in seiner eigenen Praxis sowie in einer Naturheilklinik tätig. Er war Krankengymnast und lehrte an Berufsfachschulen für Massage, Krankengymnastik und Heilpraxis. Im Weltbild Verlag erschien sein Buch »Die Essig-Hausapotheke. Gesund leben und natürlich heilen mit Apfelessig, Kräuteressig & Co.«
Peter Köhler ist freier Autor, Redakteur und Journalist. Sein Schwerpunkt sind allgemeine Ratgeber und Themen zur Gesundheit. Peter Köhler lebt und arbeitet in Augsburg.

Haftungsausschluss

Die Inhalte dieses Buches sind sorgfältig recherchiert und erarbeitet worden. Dennoch können weder Autoren noch Verlag für alle Angaben im Buch eine Haftung übernehmen.

Die Deutsche Bibliothek – CIP Einheitsaufnahme

Joachim H. Angerstein / Peter Köhler
Schlank nach Wunsch mit Apfelessig / Joachim H. Angerstein, Peter Köhler – Augsburg: Midena 1997
ISBN 3-310-00473-2

Bildnachweis

Bilderberg Archiv der Fotografen, Hamburg: 11 (Klaus Bossemeyer), 15 (Hans-J. Ellerbrock), 40 (Dorothea Schmid); FOOD Archiv, München: 4, 59, 61, 67, 70, 72; Jens Kron, Augsburg: 2, 3, 19, 21, 22, 46, 48, 56, 60, 74; MEV Verlag GmbH, Augsburg: 12, 63, 76; PhotoPress Bildagentur GmbH, Stockdorf/ München: 29 (Geduldig), 45, 47, 53, 58 (Stein), 64, 65 (SW Studio); Studio für Illustration und Fotografie Sascha Wuillemet, München: 82; ZEFA Zentrale Farbbild Agentur GmbH, Frankfurt: 5 (Keller), 7 (Wartenberg), 8 (Keller), 35 (Keller), 36 (Stemmler), 44 (Jonas), 80 (Keller); Titelbild: Fotomontage: Fond: MEV Verlag GmbH, Augsburg; Einklinker: Andreas Brücklmair, Augsburg

Literatur

Angerstein, Joachim H./Angerstein, Eva M.: Die Essig-Hausapotheke. Gesund leben und natürlich heilen mit Apfelessig, Kräuteressig & Co. Weltbild Verlag. Augsburg 1997
Angerstein, Joachim H.: So heilen Teebaumöle. Midena Verlag. Augsburg 1997
Benner, Prof. Dr. med. Kurt U.: Gesundheit und Medizin heute. Bechtermünz Verlag. Augsburg 1994
Fischerauer, Andreas: Essig selbst gemacht. Stocker Verlag. Graz 1996
Geiss, Heide: Essig-Brevier. Ehrenwirth Verlag. München 1991
Hellmiß, Margot: Natürlich heilen mit Apfelessig. Südwest Verlag. München 1996
Meyer-Seifert, Dr. med. Konstanze: Die große Hausapotheke für die ganze Familie. Urania Verlag. Berlin 1997

Rezeptregister

Sachregister